A obra de
Salvador Celia

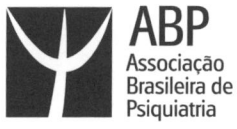

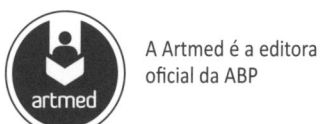

A Artmed é a editora
oficial da ABP

Salvador Celia, um dos pioneiros da psiquiatria da infância no Rio Grande do Sul e no Brasil, soube conciliar a psiquiatria nos moldes tradicionais com as intervenções comunitárias. Responsável por projetos de repercussão internacional, como o Vida Centro Humanístico, em Porto Alegre, e a Semana do Bebê, em Canela, foi diretor do Instituto Leo Kanner, em Porto Alegre, e professor da Faculdade de Medicina da Universidade Luterana do Brasil (Ulbra). Ocupou os cargos de secretário assistente, vice-presidente e consultor da International Association for Children and Adolescent Psychiatric and Allied Professions (IACAPAP); vice-presidente da International Society of Adolescent Psychiatry (ISAP); presidente da Associação Brasileira de Neurologia e Psiquiatria Infantil (ABENEPI); presidente do Comitê de Saúde Mental da Associação Brasileira de Pediatria (ABP) e consultor do Fundo das Nações Unidas para a Infância (Unicef) no Brasil. Foi membro honorário da Academia Nacional de Medicina Uruguaia e membro de honra da Associação de Psiquiatria para Infância e Adolescência do Uruguai. Recebeu, em 2002, o Prêmio Sonia Bemporad, da World Association for Infant Mental Health (WAIMH), Amsterdã.

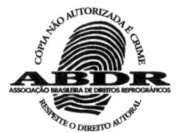

O13   A obra de Salvador Celia : empatia, utopia e saúde mental das crianças / Organizadores, Celso Gutfreind ... [et al.]. – Porto Alegre : Artmed, 2013.
264 p. ; 21 cm.

ISBN 978-85-8271-010-4

1. Psiquiatria – Crianças. I. Gutfreind, Celso.

CDU 616.89-053.5

Catalogação na publicação: Ana Paula M. Magnus – CRB 10/2052

CELSO **GUTFREIND** | ISABEL LEITE **CELIA**
NORMA **BECK** | VICTOR **GUERRA**
ORGANIZADORES

A obra de *Salvador Celia*
Empatia, utopia e saúde mental das crianças

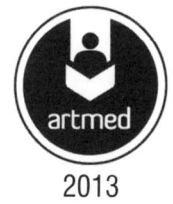

2013

© Artmed Editora Ltda, 2013

Gerente editorial: *Letícia Bispo de Lima*

Colaboraram nesta edição

Coordenadora editorial: *Cláudia Bittencourt*

Capa: *Márcio Monticelli*

Imagem da capa: ©*Shutterstock.com/AndriiMuzika,*
Art colorful abstract background

Preparação de originais: *Cristiane Marques Machado*
Henrique de Oliveira Guerra

Leitura final: *Camila W. Heck*

Tradutores: *Helena Mello* (Prefácio, Caps. 24 e 25)
Sandra Maria Mallmann da Rosa (Caps. 28 e 29)

Editoração eletrônica: *Formato Artes Gráficas*

Reservados todos os direitos de publicação à
ARTMED EDITORA LTDA., uma empresa do GRUPO A EDUCAÇÃO S.A.
Av. Jerônimo de Ornelas, 670 – Santana
90040-340 Porto Alegre RS
Fone (51) 3027-7000 Fax (51) 3027-7070

É proibida a duplicação ou reprodução deste volume, no todo ou
em parte, sob quaisquer formas ou por quaisquer meios (eletrônico,
mecânico, gravação, fotocópia, distribuição na Web e outros), sem
permissão expressa da Editora.

SÃO PAULO
Av. Embaixador Macedo Soares, 10.735 – Pavilhão 5 – Cond. Espace Center
Vila Anastácio – 05095-035 – São Paulo SP
Fone (11) 3665-1100 Fax (11) 3667-1333

SAC 0800 703-3444 – www.grupoa.com.br
IMPRESSO NO BRASIL
PRINTED IN BRAZIL

Organizadores

Celso Gutfreind é escritor e médico. Tem especialização em Psiquiatria Infantil e mestrado e doutorado em Psicologia pela Universidade Paris 13. Realizou pós-doutorado em Psiquiatria da Infância na Universidade Paris 6. Psicanalista pela Sociedade Brasileira de Psicanálise de Porto Alegre, atualmente é professor de Psiquiatria na Fundação Universitária Mário Martins e professor convidado nos cursos de Psicologia da Unisinos e da Universidade Federal do Rio Grande do Sul (UFRGS).

Isabel Leite Celia é psicóloga. Esposa de Salvador Celia, com ele compartilhou a vida durante 44 anos, estabelecendo uma parceria de amor, carinho e extrema amizade. Esteve presente em todos os momentos importantes de sua vida. Na convivência diária, teve a oportunidade de testemunhar a pessoa e o grande ser humano que ele foi.

Norma Beck é psicóloga. Atua na Comunidade Terapêutica Leo Kannner, da Clínica Pais Bebês do Instituto Leo Kanner – área comunitária. É sócia efetiva e membro da Diretoria da Sociedade de Psicologia do Rio Grande do Sul (SPRGS).

Victor Guerra é psicólogo. Psicanalista da Asociacion Psicoanalitica del Uruguay e coordenador de cursos de formação sobre Subjetivação do Bebê e Consultas Terapêuticas, em Montevidéu e Porto Alegre. É professor convidado das Universidades UDELAR (Uruguai), Paris V (França), Lumiere II, Lyon (França), Aix en Provence (França), Alberto Hurtado (Chile) e Diego Portales (Chile).

À Carmen Nudelmann agradecemos as inúmeras consultas efetuadas ao longo do trabalho.

E ao Henrique de Oliveira Guerra um dos mentores do livro, cujo trabalho foi fundamental para sua confecção.

Prefácio

Uma breve evocação a Salvador Celia: homenagem e lembranças

Bernard Golse

Conhecia Salvador Celia há muitos anos, e seu desaparecimento é, evidentemente, para mim, como para cada um de nós, uma perda imensa e fonte de um grande sofrimento. Salvador faz parte daqueles encontros humanos e profissionais excepcionais que acontecem e se revelam inesquecíveis.

Estive umas 15 vezes no Brasil e, em quase todas elas, foi para trabalhar com ele e sua equipe, tanto em Porto Alegre como em Canela, que ele tanto amava. Uma ligação amigável muito profunda nos unia, me parece, feita de calor humano, de convivência e de respeito mútuo. Eu tinha sempre um grande prazer de viver alguns dias em sua companhia e na de sua esposa, Isabel... assim como com sua adorável cachorra, Mel, que, às vezes, fazia parte da festa!

Bernard Golse é pedopsiquiatra-psicanalista, chefe do Serviço de Pedopsiquiatria do Hospital Necker-Enfants Malades (Paris), professor de Psiquiatria da Infância e da Adolescência na Université René Descartes (Paris 5), membro do Conselho Superior de Adoção (CSA), ex-presidente do Conselho Nacional para o Acesso às Origens Pessoais (CNAOP) e presidente da Associação de Pikler-Loczy, França.

Houve, certamente, a afiliação da Associação Brasileira de Estudos sobre o Bebê (ABEBE) à World Association of Infant Mental Health (WAIMH), que eu tentei apoiar, da melhor maneira que podia, ao lado de Regina Orth de Aragão, de Maria-Elena Corrêa (ela que também faleceu e nos faz tanta falta), do próprio Salvador Celia e de muitos de seus colegas. Mas aqui eu gostaria principalmente de evocar duas ações que eram tão importantes para Salvador e que ele me fez descobrir: a "Semana do Bebê", realizada em Canela, Rio Grande do Sul, e a introdução da observação direta das crianças em cursos dos estudantes de Medicina.

Tive, de fato, a grande honra e o grande prazer de ter participado de muitas edições da Semana do Bebê, de Canela. Salvador Celia me falava seguidamente a respeito, depois de muito tempo, com seu entusiasmo costumeiro e contagiante, e eu tive igualmente a chance de ver as coisas com meus próprios olhos, de escutar com os meus próprios ouvidos... Pude, assim, constatar o engajamento emocional de toda uma municipalidade em torno de uma causa, a causa dos bebês, assim como a força do investimento dos estudantes de Medicina da Universidade Luterana do Brasil (Ulbra) nessa mesma causa, em uma mistura surpreendentemente emocional e informativa.

Uma coisa é falar a respeito de algo; outra, é vivê-la pessoalmente. Temos o hábito de pensar a psiquiatria perinatal como um domínio eminentemente interdisciplinar, e temos razão de pensar assim: o bebê concentra ao redor dele muitos profissionais (psiquiatras, psicólogos e psicanalistas de adultos, psiquiatras, psicólogos e psicanalistas de crianças, pediatras, ginecologistas-obstetras, endocrinologistas, parteiras, enfermeiros especializados em criança, especialistas em psicomotricidade, educadores, trabalhadores sociais). Mas, em Canela, a interdisciplinaridade vai bem além do campo profissional. Ela envolve de fato toda uma população (famílias, artesãos, *marchands*, industriais...) que sentiu fortemente que os bebês são nosso futuro, que fazem nosso futuro. A prevenção mais profunda e a mais radical (quer dizer, aquela que toca de forma verdadeira as raízes das dificuldades) passa efetivamente pelos cuidados psíquicos dados aos bebês, pela atenção psíquica que lhes é concedida e pelo sistema educativo oferecido.

De minha parte, nunca vi um município que investisse tanto na primeira infância. A prefeitura de Canela parece de fato ter feito dessa questão uma de suas prioridades absolutas, e isso sem sombra da menor demagogia e sem qualquer idealização enfraquecedora também. A cada ano, um bebê recém-nascido é declarado "Bebê Prefeito" da cidade de Canela! Na bênção dos bebês dada na igreja da cidade, senti igualmente que cada família vivia preocupada com essa problemática da primeira infância muito além de que com seu próprio bebê. Trata-se de uma preocupação com todos os bebês do mundo; a diferença é que, em Canela, as pessoas não se contentam apenas com votos piedosos. Faz-se efetivamente algo por lá, e as coisas mudam: a mortalidade infantil é reduzida, o aleitamento materno progride, a implantação das creches e das escolas novas particularmente criativas transforma profundamente os bairros antes insalubres e corroídos pela delinquência.

Vi também o carisma de Salvador Celia e as transferências afetivas intensas que sabia suscitar entre os estudantes, os quais, desde o início do seu curso, se confrontam às realidades da relação humana no seio das famílias e que eles, sem dúvida, nunca teriam encontrado sem essa ocasião particular, sem essa atenção particular que inclui cuidados físicos (p. ex., por ocasião das campanhas de vacinação) prevenção e cuidados psíquicos (triagem dos bebês em risco ou objeto de disfuncionamentos interativos precoces).

Graças à ação universitária de Salvador Celia, desde o começo de seus estudos, quer dizer, desde o segundo ou terceiro ano de seu curso, cada estudante de Medicina da Ulbra se vê responsável por uma família na "favela" e vai até a casa dessa família uma vez por semana durante 2 ou 3 anos consecutivos, apoiado por todo um dispositivo de supervisões extremamente cuidadosas.

É assim, nem mais nem menos, uma observação direta de formação que lhes é proposta, segundo uma metodologia muito próxima da descrita por Esther Bick. Existe aí, para todo futuro médico, seja qual for a especialidade, e não somente para os futuros psiquiatras pediatras, uma verdadeira lição de vida e um autêntico aprendizado da relação.

Lição de vida porque, nessas famílias, muito desfavorecidas e muito diferentes dos seus meios de origem pessoal, os estudantes vivem acontecimentos existenciais muito fortes no curso desses anos de observação: nascimentos, casamentos, mortes, mas aula profissional também, porque essa imersão intensa e precoce permite a eles aprender a justa distância, a se familiarizar com suas próprias emoções, a perceber a importância das funções de atenção, de capacidade e de transformação para adquirir pouco a pouco a famosa "capacidade negativa" (W. R. Bion) tão delicada, mas tão preciosa, para todos os cuidadores, notadamente para aqueles da psiquê.

Lição de vida e lição profissional ao mesmo tempo, uma vez que essa observação direta lhes mostra também como não podemos nos engajar emocionalmente de maneira adequada e útil em uma relação de cuidado se não tivermos na cabeça o fato de que tal relação terá um fim.

Duas lembranças sobre esse assunto: primeiramente, a de uma estudante que visitamos no bairro da favela onde fazia sua observação e que me disse, passando em frente a uma casa miserável:

"Eis minha família."

"Sua família?", digo eu.

"Não minha família, mas a família que é objeto de minha observação."

Parece-me que se estabelecem laços intensos no seio dessa prática e que se oferece aos estudantes um inestimável material de trabalho.

Segunda recordação: nessa favela, Salvador Celia me apresentou, um dia, a coordenadora do bairro, mulher muito idosa, mas incrivelmente bela e hierática, que me perguntou:

"De onde você vem?"

Eu respondi:

"De Paris."

Ela comentou:

"É longe, Paris."

E não posso deixar de concordar com isso.

Mas ela acrescentou, então:

"Você lhes dirá lá, em Paris, que, desde que Salvador Celia começou a nos enviar os estudantes, alguma coisa mudou aqui, algo muito importante."

Esse encontro ficou gravado na minha memória como um momento muito forte, e tinha vontade de dividi-lo com vocês. Certamente, vemos, a partir desse ensinamento de Salvador Celia, que ele não saberia transmitir o saber sem uma verdadeira base emocional e afetiva que estabelece o próprio movimento do encontro.

Mas a criação de laços necessita também da preparação para as separações, e, assim, uma classificação cuidadosa dos estudantes pelo viés de um sistema de supervisões lhes permite encontrar a justa distância das famílias às quais eles se dirigem, a justa distância que permite não somente a empatia, mas também a partida futura (nem mais, nem muito perto, nem muito longe). Parece-me que essa ação dos estudantes em Canela, que se inscreve vivamente em seus estudos, é assim fundadora e profundamente formadora, paralelamente ao conteúdo de sua formação científica e médica propriamente dita.

Com a ajuda de Monique Bydlowski, pude introduzir pouco a pouco essa ação de formação no seio da Unité de Formation et de Recherche (UFR) Necker-Enfants Malades, em Paris, e uma experiência-piloto se encontra assim encaminhada, já faz muitos anos agora, com os estudantes voluntários do segundo ano, em relação a uma observação de formação domiciliar de bebês saudáveis. No templo da pediatria *high-tech*, essa experiência me parece essencial, sendo uma maneira minha de reconhecer as riquezas da observação direta no campo da pedopsiquiatria e mui-to além disso, claro. Sou, certamente, agradecido ao reitor do Centro Hospitalar Universitário (CHU) Necker-Enfants Malades (Prof. Patrick Berche) por ter imediatamente compreendido a importância de abrir espaço para tal experiência pedagógica inovadora, que se mostra, em primeiro lugar, uma formidável experiência humana, mas me sinto muito mais agradecido a Salvador Celia, que me transmitiu algo que lhe tocava profundamente o coração, e eu sabia que ele tinha-se sensibilizado ao saber que sua ideia encontrara, assim, desdobramentos na França.

Salvador Celia recebeu, pelo conjunto de sua ação, o prêmio "Sonya Bemporad", da Associação Mundial de Psiquatria do Bebê, no Congresso Mundial da WAIMH que aconteceu em Amsterdã, em julho de 2002. Que prêmio deveríamos nós, hoje, lhe atribuir pelo amigo e homem extraordinário que foi? Não existe um prêmio, nem palavras para isso...

Apenas obrigado a Salvador por ter existido... apenas isso!

Sumário

Introdução 19
Celso Gutfreind

PARTE 1
Saúde mental, grupos e comunidade

1 A experiência do Clube: cocriação em
uma comunidade terapêutica 30
Norma Beck e Salvador Celia

2 Principais aspectos psiquiátricos na infância............ 41
Salvador Celia

3 Grupos comunitários... 48
Salvador Celia

4 Parentalidade e pobreza: uma experiência brasileira 57
Salvador Celia

5 O pediatra como agente de saúde mental................ 65
Salvador Celia

Parte 2
A saúde mental sem dramas: o teatro

6 O teatro como fator de mobilização da comunidade.............. 74
Salvador Celia

7 Criatividade e espaços lúdicos: sua importância
no desenvolvimento humano... 80
Salvador Celia

Parte 3
Os bebês e a psicoterapia

8 O futuro das psicoterapias na infância....................................... 90
Salvador Celia

9 A importância das intervenções precoces no
desenvolvimento do bebê.. 95
*Salvador Celia, Luciana dos Santos Celia Fossari
e Márcio Accioly Sippel Fossari*

10 Construindo a aliança terapêutica nas terapias
da primeira infância... 103
Salvador Celia

Parte 4
Desenvolvimento e resiliência

11 Promoção da saúde e da resiliência... 114
Salvador Celia

12 Resiliência: projetos de vida.. 121
Salvador Celia

13 Resiliência: pele psicossocial... 131
Salvador Celia

14 Programas de intervenção na primeira infância no Brasil......... 147
Salvador Celia

Parte 5
O Professor Salvador: o ensino da saúde mental

15 Observação de bebês na graduação médica............ 156
*Salvador Celia, Odon Frederico Cavalcanti Carneiro Monteiro,
Elisa Lunardi Munaretti, Vanessa Breitenbach, Máurer Pereira Martins,
Alessandra Papadopol, Graziela Riboli Piccinini e Luciara Eloisa Matte*

16 Estudantes de Medicina ajudam adolescentes a serem mães.. 166
*Salvador Celia, Carmen Nudelmann, Daniella Manganelli,
Luciano Passos e Raquel Pancotto*

Parte 6
Balanço final para recomeçar

17 A importância da continuidade dos laços
na construção dos vínculos.. 174
Salvador Celia

18 Cultura e psicopatologia no Brasil............................ 189
Salvador Celia

19 Psicopatologia da vida moderna *versus* recursos
e mobilizações terapêuticas...................................... 196
Salvador Celia

Parte 7
Ecos do Salvador

Argentina
20 "Bordando condições de mais dignidade":
entrevista com Salvador Celia 208
Ricardo Gorodisch

Brasil
21 Salvador Celia e, afinal, o que cura em psicanálise 222
Celso Gutfreind

22 O Salvador dos bebês 234
Tailor Diniz

23 Um compromisso eticopolítico, multiplicidade de
invenções e diversidade de planos de intervenção 241
Sandra Fagundes

França
24 Salvador, uma ponte de sopro e de chama 245
Alberto Konicheckis

25 Mensagem 247
Antoine Guedeney

Portugal
26 Olá, amigo! 249
Augusto Carreira

Suíça
27 Mensagem 252
Sandra Rusconi Serpa

Uruguai
28 História de encontros 255
Julia Ojeda de Prego

29 Salvador Celia: o amigo inquebrantável da América Latina 258
Miguel A. Cherro Aguerre

30 Instruções para não esquecer a voz de Salvador 262
Victor Guerra

Introdução

Celso Gutfreind

Salvador Celia poderia ser o nosso Sócrates, genial no pensar, sem a obsessão de escrever. A vida em torno do conhece-te a ti mesmo, já que esse homem tinha também a sede de conhecer a si, o Outro, a Comunidade. A vida. A imagem bem lhe caberia; Salvador era um pensador, repleto de filosofias empáticas, compreensivas. Que esperássemos chegar o seu Platão, qual Messias (salvador), este que nunca vem, que é uma esperança, palavra apropriada para esse homem e este livro.

Mas logo haveria um entrave. Se Salvador também gostava de encontrar gente e, em cada um, semeava uma pergunta sobre o mundo, era também um grande fazedor. Claro que, hoje, esse tipo de dissociação é defasado, poesia é ação, e Sócrates inaugurou um mundo a partir do seu pensar.

Mas este livro há de pensar o quanto Salvador o fez pensando. E fazendo mesmo, sem abrir mão nem do concreto, nem do abstrato, conjugando fatos e intersubjetividade. A capacidade que demonstrava de agregar é impressionante, e esta coleção de histórias o contará: "A escola em que todos, inclusive o pessoal dos serviços gerais, tais como limpeza e cozinha, se sentem cuidadores terá mais chance de criar um ambiente terapêutico mais saudável".

Mas tem mais.

Isabel Celia e Norma Beck duvidaram dessa abordagem socrática. Saíram em busca de textos dispersos e fizeram uma garimpagem que inclui cenários como Porto Alegre, Paris, Aix-en-Provence, Chicago, São Francisco. Inclui o mundo todo em seus espaços lúdicos e encontros verdadeiros.

Porque, a todas estas, Salvador Celia também era um Marco Polo, um Jacques Cousteau, um Elias Canetti, um Amyr Klink, viajante por fora e por dentro. Não queria reter, guardar. Queria repartir, trocar. Viver.

E achou-se o livro.

E que achado! Um livro inteiro, com tudo a que tem direito, capítulos, carros-chefe, temas caros, costuras, filiações, certa repetição rítmica, experiências, ideias. E histórias.

Estão todas aqui, em 21 capítulos, que apresentam uma vida dedicada ao estudo da saúde mental, à comunidade, ao outro: "Em todas essas atividades que tinham a ver com 'o humano', com o psicossocial, a participação comunitária foi fundamental".

Se tivéssemos de começar por algum ponto, com o perdão da redundância, começaríamos pelo começo. As palavras "vínculo" ou "apego", no sentido bowlbyniano, são as que mais aparecem no livro, sem esquecer-se da expressão "autoestima", que certo ranço psicanalítico retirou da ordem do dia, mas Salvador, sem preconceitos, soube resgatar devidamente. Salvador bebia em todas as fontes, da psicanálise às neurociências, sempre acompanhado pelo teatro, pelo cinema, pela literatura.

Flexível, como pensador e homem, Salvador Celia foi um sujeito firme ao defender e, sobretudo, praticar a ideia de que a saúde mental é uma grande obra cuja base é a sua fundação. Funda-se um bebê, e quem o funda é a mãe e o pai, mas quem os funda é a Comunidade inteira – da filiação à afiliação, como preconizou Lebovici, um dos mestres de Salvador, com quem aprendeu que não se pode abrir mão de nenhuma das personagens envolvidas – e todas estão – e dos cenários de suas vidas.

O autor dedicou uma vida a estudar o funcionamento dessas interações, outra palavra assídua no texto que ora apresentamos:

"Percebe-se, assim, a importância de interagir com o bebê. O cérebro deve ser alimentado não só pelas proteínas, mas pelo estímulo adequado". Como cantaram aqueles outros Titãs, "a gente não quer só comida [...]".

Esse começo já se abre em direções infinitas. Salvador, o professor, o pesquisador, o ator social, defendeu e praticou a ideia de que a parentalidade pode ser estimulada. Que há, no começo da vida ("o momento mágico"), mesmo nas situações mais graves, uma "fuga" para a saúde, um desejo de melhora, uma vontade de viver.

Os trabalhadores da infância necessitam saber disso.

Os governos, também. Aliás, sobre a pobreza, no Brasil, escreve: "Essa forma de Política Psicopática é, para mim, inaceitável. A empatia não me permite aceitar isto".

Esta obra é, se não para todos, para muitos. Seu autor não era de isolar as tribos pós-modernas.

Salvador Celia passou a vida dando lições de integração ("a pele psicossocial"), de costura e, sobretudo, de encontro. Sua experiência atesta que não há diferença maior entre socioterapia e psicoterapia, já que os resultados de uma não existem sem os da outra. Nunca houve, para ele, distância entre o individual e o social, e o que vale para um bebê, dentro de uma família, pode valer para uma comunidade inteira em seu lugar no mundo. Homem humilde, não foi humilde o seu projeto. Podemos tratar um bebê com a sua família, mas não o faremos se não fizermos com toda a comunidade ("deve-se descobrir na comunidade as forças positivas, as forças vivas"). Nada é isolado, tudo diz respeito a todos, é o humano em sua fascinante engrenagem, os sinos dobram por ti, como escreveu Hemingway a partir do poeta John Donne.

Nesse sentido, e em tantos outros, Salvador é o pioneiro de uma visão global e talvez o primeiro, pelo menos na contemporaneidade, a falar de uma psiquiatria autossustentável. Volta e meia, chega a lançar a expressão "estimulação ecológica", entre tantas outras criativas e corajosas.

Não é retórica, e relatos disso aparecem desde os primeiros textos, com ideias ferinas e sensatas sobre os efeitos da televisão no psiquismo da criança, aos trabalhos mais recentes, abordando os mesmos efeitos a partir do computador e das novas tecnologias. Aqui, Salvador foi sempre coerente. E implacável: é tudo interessante, mas nada substitui a mãe, o pai, o encontro verdadeiro com o outro.

"Encontro" é outra palavra para lá de assídua neste livro e também na vida de Salvador Celia. Assim, ao comentar a criação de um canal de televisão exclusivo para os bebês, o nosso mestre diz: "Onde estão as canções de ninar, os jogos, os espaços lúdicos, as conversas tão necessárias para o enriquecimento do desenvolvimento da personalidade?".

Palavras de quem não esqueceu que os verbos principais de uma saúde mental não são medicar, diagnosticar, catalogar. E, sim, desejar, cuidar, viver.

Se ele dá lições de psiquiatria e psicoterapia, o faz sempre com lições de vida, aqui também da pessoa ao grupo. Sem ser pedagógico, no sentido prescritivo, mas sempre no afetivo. Ora nos conta do impulso vital que pôde fornecer a um menino com esquizofrenia em ambientoterapia, ora fala do impulso vital que repartiu com uma comunidade inteira ("a energia social"). Para isso, jamais escondeu a riqueza de sua bagagem: empatia, coesão, trabalho, esperança – "O estabelecimento de centros de convivência nas vilas ou mesmo fora delas em um sistema de coparticipação ou cogestão, em que se oferecem espaços de convivências democráticas, sociais, lúdicas para crianças, adolescentes, adultos e idosos conviverem, gerirem suas ações e, pela esperança renascida, chegarem a sonhar e idealizar dias melhores para seu futuro".

O que é promover saúde mental senão fazer renascer esperanças?

Salvador foi um homem e um profissional desses raros, que entendeu o tamanho do desafio e o quanto é preciso esforçar-se para criar, não se mixar para a inércia dos indivíduos e dos governos. E fazer. "Tu podes" era um de seus bordões, e, no mínimo, dois de meus livros (sem contar outros trabalhos) filiam-se a esse bordão. É o outro que sempre nos salva, como escreveu Ernesto Sabato, e Salvador praticou isso comigo e com tanta gente que teve o privilégio de conviver com ele, assim como é um privilégio aberto a todos a leitura desta obra, rara, vivida, construída.

Mas não é possível terminar a introdução sem lançar mão de um epíteto que lhe veste muito bem: humanista. Fora de época, talvez, mas apontando caminhos e, sobretudo, fazendo: "O terapeuta precisa, além dos conhecimentos teóricos, se preparar para a prática, desenvolvendo suas capacidades humanísticas".

Salvador o fez, e todas essas experiências aparecem aqui muito bem relatadas. Há capítulos sobre o desenvolvimento do bebê, o estudo de suas interações com a família e o ambiente, mas também sobre as experiências comunitárias em torno disso.

O trabalho foi difícil, porque a tendência de um livro é organizar, criar partes, departamentos. Assim o pensamos também. Haveria o capítulo dos bebês e o da Comunidade. Impossível, Salvador os misturou em seus escritos, porque o fez em suas obras vivas. Norma Beck e Isabel Celia o entenderam e, com muita garra, souberam estruturar esta obra com um sentido eclético, misturado, como a vida.

Afinado com o que tem de mais atual na antropologia, seu autor entendeu empiricamente que toda manifestação é cultural, erudita ou não. E cultura é saúde. Se essa ideia nova foi buscar na interlocução com um agente de saúde, ratificou num escritor, Cortázar, e a integrou em sua clínica individual e social. Colocou, lado a lado, a importância da mãe, do pai, da Comunidade, e não fez hierarquia entre uma interpretação de consultório, uma quadra de esportes e um palco. Todos eram, para ele, fontes de saúde mental. A sua psiquiatria confundia-se, no bom sentido, com a vida: "Esqueceram-se nossos governantes que o principal fator de desenvolvimento de um povo é a sua gente". Ou, ainda, como escreveu mais adiante: "Enfim, ter cultura é ter saúde".

Nossos médicos e psicólogos, por vezes, esquecem também. Há resistência, esquecimento, sombra de morte de olho em toda vida. Era ele que nos lembrava disso o tempo todo. De tudo tinha algo, e não se encolheu nem mesmo para a difícil máxima popular que "de médico e de louco todo mundo tem um pouco". Apenas burilou-a, melhorou-a, com a coragem winnicottiana de dizer que não se trata de ter um pouco, mas de precisar ser muito, como o psicanalista inglês defendia para as mulheres grávidas diante de seus bebês. Sem certo grau de loucura, não dariam conta da hercúlea tarefa. Salvador, a partir de Pavlovsky, foi mais adiante: "Sem introduzir-se na loucura não há criatividade, sem criatividade se burocratiza, se torna homem concreto. Repete palavras do outro".

Este livro mostra o quanto ele não repetia. O quanto tentou e foi ele mesmo, original, humano. São lições de "estar junto", de intersubjetividade, de beber em todas as fontes e depurá-las até encontrar seu próprio jeito de ser, a boa loucura. Foi um buscador de espaços, um cavador de lugares, dentro e fora, lúdicos, afetivos, sociais. Assim, a obra nos emocionará com ideias como esta: "A busca permanente destes potenciais criativos e lúdicos está nos aproximando de juntos construirmos a nossa utopia da cultura de ser gente".

Foi gente, fomentou gente, sonhou utopias, realizou-as em parte (o possível), ensinou pediatras a ser gente, psicólogos, psiquiatras, assistentes sociais, estudantes de Medicina, entre tantos outros. Se defendia a ideia da família e do começo como bases, sempre acreditou em encontros posteriores. Dos pediatras, dizia serem "sem dúvida, o principal agente de saúde mental".

Sempre com a visão ampla de um ser biopsicossocial, cumpriu a boa obsessão de estimular cuidadores, na ideia de que a saúde mental não é tarefa de uns, mas de muitos, talvez de toda a aldeia, de acordo com Mandela, a quem parafraseou de forma genial ao escrever que a mesma aldeia é necessária para cuidar de um útero. Aliás, sabia o que desejava de um cuidador: "Mais do que diplomas e cursos, o 'rosto' do cuidador e suas disponibilidades emocionais, autoestima, sua história, seu olhar, a transparência de suas ações, a harmonia e a confiança entre o grupo de cuidadores, formando um ambiente de aconchego e carinho, serão fatores de proteção para o desenvolvimento do bebê".

O que propõe nestas páginas era adiante do seu tempo. Talvez, por isso, suas ideias encontraram tantos admiradores do mais alto patamar no Uruguai, no Chile, nos Estados Unidos, na França, em especial, e tanta resistência no Brasil.

Não foi apenas um psiquiatra e, assim, lembrava-nos constantemente deste defeito da contemporaneidade, que nos cindiu, nos dissociou. De nada serve um psiquiatra se também não for um pouco sociólogo, um filósofo, e veremos, ao longo de vários capítulos, o quanto insistiu na necessidade de encontrarmos um sentido na existência a partir de encontros individuais. Ou sociais: "Hoje, como no passado, a tarefa mais importante e também mais difícil na criação de uma criança é ajudá-la a encontrar significado na vida".

Salvador foi, na prática, o sujeito eclético que preconizou em sua teoria. Nesta obra, vemos o quanto era interessado – e assim o escreve – pelo "biográfico". E demonstra sede de histórias, de conhecer, de encontrar. Surgem, assim, as experiências do Centro Comunitário Vida, do Lar São José, da Semana do Bebê de Canela e do projeto pedagógico com estudantes de Medicina. A sua obra em ação e vida.

Tudo misturado, embrulhado no bom sentido, em ótimo caldo criativo, transmitindo e ampliando a ideia de que não se separa um bebê de sua mãe (Winnicott), mas também não se separa ambos de uma comunidade (Salvador).

"Ambiente", aliás, é outra palavra repetida ritmicamente até tornar-se ato: "Nunca é demais lembrar que bebês serão adultos felizes; para isso, precisamos de um bom ambiente onde exista *holding*, ambiente este que sabemos deve estar presente desde a gestação".

Sim, a todas estas, era psiquiatra de ambientes. Salvador deu-se conta, junto a um grupo de pesquisadores (era homem de encontros, gregário no melhor sentido humano), de que não há saúde individual fora de um contexto saudável. Seu olhar aqui também foi grande, olhar maior. Nesse sentido e em tantos outros, soube dançar conforme a música, sair do gabinete, da sala, do consultório e ser e fazer o que era preciso para promover saúde, sujar os pés, penetrar cheiros, meter a mão na massa das almas: "Respeito a importância do constitucional, mas a maior vulnerabilidade provém das carências do cuidador ou do ambiente. Se estas variáveis são mudadas, as pessoas podem mudar, o adulto pode mudar".

"Resiliência" foi outro conceito que defendeu arduamente e aparece em diversos capítulos. Aqui, pode-se retomar Sócrates ou a filosofia, porque acreditar nessa capacidade de resistir aos golpes do destino, como Salvador acreditou, significa acreditar na própria vida. Ter entusiasmo, o que sempre transmitiu a seus colegas e pacientes. Só assim a história não vira destino (Freud, Fonagy), e Salvador também nos ensinou que trabalhar com o outro é trabalhar com a própria pessoa: "Toda mãe tem a necessidade de encontrar alguém, um espaço para contar do bebê, da criança que foi, do que viveu na sua infância, dessa transparência que, se foi negativa, em muito irá colaborar para suas dificuldades na vida gestacional e na vida do futuro bebê".

Ele nos lembra, ao longo de todas as páginas, que não há programa de saúde mental capaz de ser eficiente se não se voltar para o começo da vida, o que inclui o pré-natal. Aqui talvez encontremos um de seus mais lindos paradoxos: por um lado, considerava decisivo chegar cedo, participar dos encontros precoces entre a mãe e o bebê, estimular interações mais saudáveis entre ambos (com mais canto, mais conto, mais toque), representações mais positivas dos pais, afinal somos o que sonharam para nós. Por outro, não recuava aos encontros tardios, por vezes quase impossíveis (pelas falhas não vistas a tempo), e, com muito trabalho e estudo, acolhia a todos, inclusive famílias em situação de risco severo, com quem tanto trabalhou: "É nossa ideia que, mesmo quando nos primeiros anos não foram oferecidas as possibilidades da capacitação da resiliência, é possível tentar fazer o possível para buscá-la".

Sim, sabíamos que ele era estudioso. Lia muito, fazia mais ainda, mas nos convencia de que, na hora agá, quem transmite a saúde mental é a pessoa. Atualizado nos estudos mais recentes de autores como Spitz, Winnicott, Anzieu, Fonagy, Lebovici, Stern, Cramer, Bydlowski, Cyrulnik, Golse, Guedeney, Missonnier, Montagner, Konicheckis, Prego Silva e tantos outros, partiu ao encontro de muitos deles, que sempre o tiveram na mais alta conta por sua capacidade de fazer o que diziam e dizer o que gostariam de fazer. A França, por exemplo, o tem na mais alta conta, e muitas das ideias salvadorianas são hoje estudadas na Universidade de Paris. É o que este livro também conta.

A introdução não pode ser encerrada antes de se dizer que a obra mostra um homem e um profissional que entendeu o que é uma criança, algo que Freud fizera, com o pequeno Hans, depois de quase 20 séculos de vista grossa para a realidade infantil. Poucos são capazes de se debruçar sobre a própria história, a própria infância, e Salvador é um deles: "Crianças não são adultos em miniatura".

Na Parte 5, referente ao ensino da saúde mental, não podemos nos esquecer do professor Salvador. Diversos trechos relatam essa experiência. Há, pelo menos, uma geração de estudantes de Medicina e Psicologia, entre outras áreas (para ele, a saúde mental não era jogo de poder ou privilégio de uma área), que beberam desse humanismo, dessa empatia, e hoje são técnicos que trabalham com mais arte, mais escuta e, portanto, melhor: "É necessário olhar, escutar com o coração como os amantes fazem...".

Nesse quesito, há ainda outra curiosidade. Se Salvador já é tantos – professor, pesquisador, clínico, homem de saúde pública –, soma-se aqui o pedagogo com ideias vibrantes e praticadas sobre o ensino, trocando a transmissão vertical dos conhecimentos para "um processo tipo ensino-aprendizagem baseado na construção do saber". Aos educadores, este livro há de interessar também.

Salvador estimulou-nos a nos tornarmos pessoas melhores. Banhava seus alunos com teatro, cinema, discussões (socráticas), com a esperança de que isso podia incrementar a empatia, o que, aliás, comprovou cientificamente, conforme podemos ler no capítulo sobre a aliança terapêutica. Se isso é ideia, poesia, filosofia, já não é possível definir, mas está presente ao longo de cada capítulo do livro.

Em cada página, Salvador nos dá lições de ser gente. Não se preocupou com o livro, ia pensando, estudando, fazendo. Mas era inevitável. Norma e Isabel vasculharam os rastros, e, agora, temos este livro. Está tudo escrito à espera da leitura de mães, pais, professores. E políticos.

Está tatuado, inesquecível, ao alcance da memória, do presente e das futuras gerações que hão de encontrar um mundo ainda mais difícil, mas com poesia. A mesma que está presente nesta bela edição científica e poeticamente acolhida pela Artmed, com quem o autor tanto interagiu durante sua vida.

Aliás, se tudo começa na interação, e essa é a base da poesia, podemos pensar ou sentir que ao poético retornamos no final. Do que já escrevi sobre Salvador, ao longo de tantos encontros, fica este poema, publicado em outro livro:

Poema ao Salvador

Tento fazer lendo
o que faz fazendo
Cada capítulo meu
é uma ida mesmo dele
E quando uma intriga
dessas que dá certo
prende-nos um tempo
ele num só clima
desses que dá encontro
cria outro abraço
Leio o que me falta
no que nele sobra
troco minha obra
pela sua alma

Se a vida, vinda dele, já era nossa também, Salvador Celia chega hoje com a sua própria obra, cheia de corpo com a alma de um homem que soube encontrar, repartir, trocar. Viver e ensinar a viver melhor.

Diante deste livro, o conteúdo do poema, como sempre, pereceu. Ficou o clima, este que o tempo não varre quando se trata de poesia ou de gente como Salvador Celia.

REFERÊNCIAS

GUTFREIND, C. *Vida e arte:* a expressão humana na saúde mental. São Paulo: Casa do Psicólogo, 2003.
SABATO, E. *A resistência*. São Paulo: Companhia das Letras, 2008.

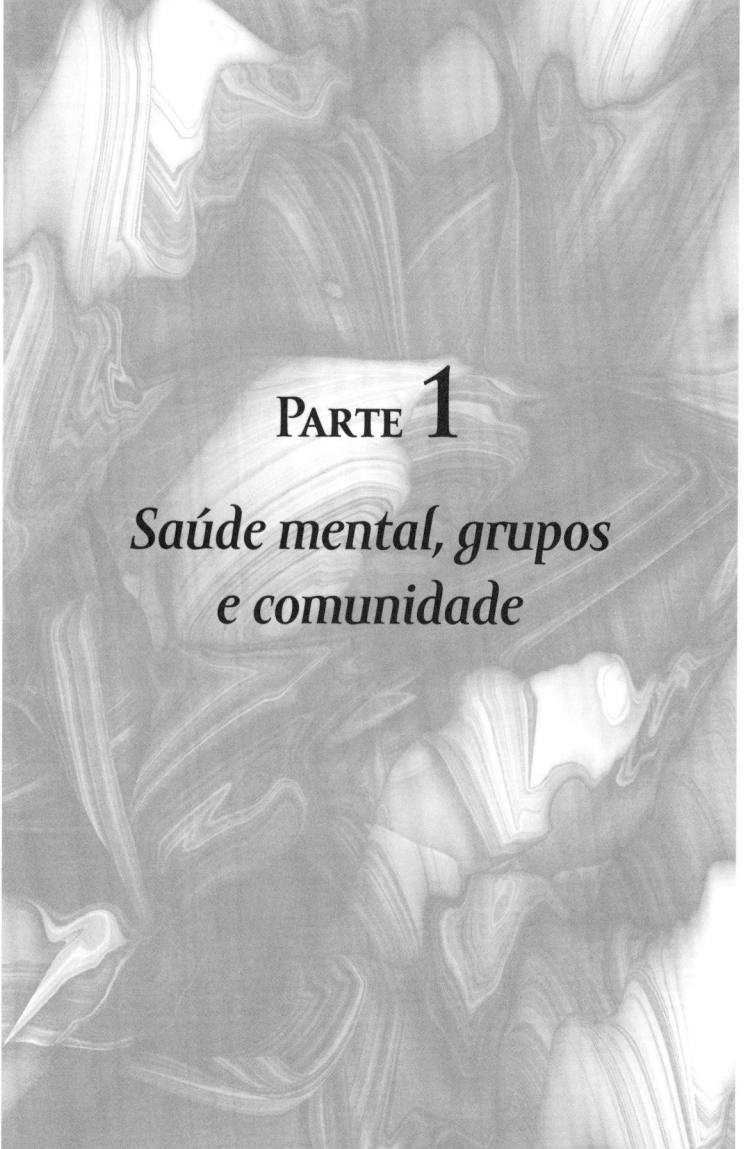

Parte 1

Saúde mental, grupos e comunidade

1

A experiência do Clube: cocriação em uma comunidade terapêutica

Norma Beck • Salvador Celia

Nos anos de 1960, um grupo de jovens profissionais da área da saúde mental, constituído por quatro psiquiatras (Luiz Carlos Osório, Nilo Fichtner, Milton Shansis e Salvador Celia), uma neurologista (Newra Rotta) e um pediatra (Ronald Pagnoncelli de Souza), desenvolveu um trabalho pioneiro, criando, em Porto Alegre, a primeira Comunidade Terapêutica para crianças e adolescentes na América Latina. Outros profissionais das áreas da saúde mental e da educação fizeram parte da equipe. Além de promover o atendimento com o objetivo de ensino e pesquisa, o local foi o primeiro a organizar residência em Psiquiatra da Infância e Adolescência no Brasil.

Na mudança de sede, em junho de 1969, a inauguração contou com a importante presença de Leo Kanner em Porto Alegre.

Segundo Osório (1975), o nome da Comunidade Terapêutica foi dado em homenagem a Kanner, considerado o pai da Psiquiatria Infantil. Acrescenta, também, que o atendimento desenvolvido foi inspirado na ambientoterapia para adultos, da Clínica Pinel de Porto Alegre, fundada por Marcelo Blaya.

Os cuidadores, chamados na época de atendentes, na sua grande maioria, eram estudantes de graduação em Psicologia, Pedagogia, Serviço Social e Medicina. Além de supervisão semanal, participavam de grupos de estudo que complementavam a sua formação e qualificavam o atendimento.

Prevalecia o cuidado com o ambiente e com as relações.

Salientava-se como condição terapêutica a manutenção de um ambiente que procurasse se adequar às necessidades e possibilidades das crianças, capaz de absorver suas manifestações regressivas e estimular o uso de recursos sadios. (Beck, 1983).

O funcionamento geral da casa era pensado, discutido, na tentativa de procurar oferecer segurança e confiabilidade. Era um ambiente que possibilitava a autonomia e o desenvolvimento da capacidade criativa. Como refere Osório (1975), nesse tipo de vivência, crianças, adultos, atividades comunitárias e famílias funcionavam como "agentes terapêuticos".

Na época, a Comunidade Terapêutica constituiu-se em um lugar de referência no atendimento de crianças e adolescentes, para organização desse modelo em outras cidades do País e mesmo do exterior.

Nessa experiência, chama especial atenção a organização do Clube.

NO INÍCIO, UMA ÁRVORE...

Retornando no tempo, a Comunidade Terapêutica ficava inicialmente situada num bairro tranquilo, numa casa antiga, com dois andares, e possuía uma árvore no fundo do quintal. Não era qualquer árvore – era um jacarandá, com ramada frondosa, fornecendo flores na primavera, convidativa para sentar sob sua sombra ou subir nos seus galhos.

Espontaneamente, estabelecendo regras para poder subir na árvore, as crianças organizaram o Clube da Árvore, quando se reuniam depois do almoço para conversar.

Naquele momento, se fez presente o olhar, a escuta, a sensibilidade e a sintonia de Salvador Celia. Percebeu e compreendeu a intenção das crianças para o encontro. Passou a participar das reuniões que faziam, sugerindo a estruturação do Clube.

Fonagy, citado por Stern (2007), fala que a sensibilidade e a receptividade do cuidador são tanto manifestações de intersubjetividade quanto precondição para um apego seguro. Seguindo o pensamento de Stern, "a participação na vida mental do outro cria um senso de sentir/compartilhar, com/compreender a pessoa, em particular, suas intenções e sentimentos".

AS PALAVRAS DA HISTÓRIA VIVIDA POR SALVADOR

No trabalho "O Clube como fator de integração em uma Comunidade Terapêutica Infantil", apresentado em Congresso (1968), publicado no Brasil (1969) e no *American Journal* (1970), Celia relata a criação do Clube e explica o seu significado.

Conta-nos Salvador Celia: "O Clube foi fundado. Passou-se a discutir seu funcionamento e sua estrutura. O nome escolhido foi 'Os Incendiários', pois se consideravam membros da Jovem Guarda...". Foi eleita a diretoria, que, além da assembleia geral, deveria reunir-se uma vez por semana com o supervisor, também eleito, para tratarem dos planos da nova entidade.

As crianças exigiram uma sede para o Clube. As meninas se responsabilizaram por sua limpeza e manutenção, enquanto os meninos ofereceram-se para conseguir material decorativo e de recreação. A boa aceitação das novas ideias foi comprovada por ocasião da festa de inauguração, quando a participação das crianças em sua organização foi notável. Durante a festa, as crianças atingiram um nível de vibração jamais alcançado em confraternizações anteriores. Convidaram para padrinhos um conjunto musical da Jovem Guarda que tinha o mesmo nome do clube, fato que trouxe maior entusiasmo ao acontecimento.

Nas reuniões de assembleia do Clube, inicialmente discutiram o planejamento dos vários departamentos e o desempenho dos seus diretores na execução dos encargos que lhes eram atribuídos. Com isso, começaram a aparecer os problemas de inter-relacionamento, tornando as reuniões mais movimentadas. Assim, brigas, discussões e descontroles eram trazidos à reunião, e as próprias crianças propunham soluções, que iam desde punições leves até a suspensão das atividades do Clube. Aos poucos, foi se estendendo o sentido da palavra "Clube", bem como a sua localização. Os problemas da vida diária na instituição, ocorridos no refeitório, no dormitório, na praxiterapia e nas salas de atividades, eram discutidos.

Tal situação exigiu maior interesse da equipe técnica, e as reuniões passaram a ser assistidas pela maioria dos integrantes da equipe. Paralelamente, era notória a participação das crianças na recreação socioesportiva. O esforço despendido nos torneios era recompensado por ocasião da entrega de prêmios e medalhas na festa mensal. O departamento social e artístico promovia reuniões dançantes ao ritmo do "iê-iê-iê".

Quatro meses depois, o Clube foi novamente reestruturado; criaram-se diversas comissões, dando oportunidade, assim, para que várias crianças assumissem responsabilidades. De cada comissão participava um membro da equipe técnica, eleito em reunião do Clube por todos os presentes. Nas reuniões semanais, além do tempo concedido para que cada comissão falasse de suas realizações, foi criada a seção denominada "Assunto Livre", ocasião em que eram debatidos os problemas de interesse de inter-relacionamento.

Nos últimos meses, a pedido das próprias crianças, foram realizadas três reuniões por semana. Uma destas é chamada de "A Grande Reunião", quando é dada ênfase às várias comissões do Clube, no sentido operativo, enquanto nas outras duas o tema preferencialmente é livre. Depois, sentiu-se a conveniência de se estruturar um "Departamento Mirim" para as crianças menores de 9 anos, que tinham dificuldade em se integrar entre os maiores.

As reuniões do Clube eram lideradas pelas crianças, sendo supervisionadas pelos psiquiatras, que, quando necessário, ajudavam a encontrar as soluções. Seguidamente, apareciam novos planos, como a criação de um bar, já em funcionamento, dirigido e administrado pelas próprias crianças, com lucro revertendo para o Clube. Também por sugestão delas, foi criado o cargo de monitor de cada um dos grupos, crianças auxiliares dos atendentes que, como eles, têm seus livros de anotações após o término dos plantões.

Descreveremos, a seguir, o funcionamento das comissões.

A DIRETORIA

"Como presidente do Clube 'Os Incendiários', dou por aberta a reunião..."

Assim o presidente iniciava as reuniões do Clube por ele dirigidas. Faziam parte da diretoria (além dele): o vice-presidente, o secretário e o médico coordenador. Logo após a abertura, o presidente passava a chamar os integrantes das comissões. Dessa vez, Antônio, o presidente, um menino de 13 anos, esquizoide com problemas de nível de inteligência, pede sua demissão, surpreendendo a todos e justificando com lágrimas seu pedido, lançando acusações contra João e Renato, que o estariam boicotando. Antônio, como todos os sócios do Clube, sentia que já não era mais seu líder natural, devido ao ingresso de outras crianças com mais condições intelectuais, emocionais e de liderança espontânea. O problema foi examinado pelo grupo, que, com escassa margem de vantagem, pediu a continuidade da gestão de Antônio. Os psiquiatras, percebendo que Antônio era mantido na Presidência apenas porque as crianças se sentiam culpadas diante de suas lágrimas, sugeriram a mudança da Presidência para o início do mês vindouro, acrescentando que fora o presidente que mais tempo se conservou eleito e que essa oportunidade deveria ser dada também a outros. Como o tempo do mandato do presidente não fora estabelecido em estatuto, resolveu-se que seria de dois meses. Tal solução permitiu uma saída para que outro líder fosse escolhido, ao mesmo tempo que impediu Antônio de viver a situação persecutoriamente.

Para as crianças, o presidente sempre deveria dar o exemplo por uma conduta correta e adequada; quando tal não ocorria, poderia ser demitido por elas na reunião geral.

COMISSÃO DE RECEPÇÃO

"Quando fui recebido, vi que a coisa não era tão feia e aqui dentro não existiam feras..."

Como a maioria das comissões, era formada por 3 ou 4 crianças e funcionava sempre no ingresso de uma criança nova.

Imediatamente após a chegada, era solicitada a presença da comissão, que lhe desejava as boas vindas e levava a uma visita à casa, ou melhor, ao Clube. Na primeira reunião do Clube de que participava, ela era oficialmente apresentada a todos os sócios. Por ocasião da alta, eram desejados votos de sucesso, bem como feito um convite para que comparecesse às festas do Clube sempre que desejasse. Era comum a presença de ex-pacientes não só nas festas mas nas próprias reuniões, tendo sido cogitada a criação de um departamento de ex-pacientes.

COMISSÃO DE MANUTENÇÃO E REPAROS

"Hoje eu quebrei um vidro num descontrole; vou pedir para meu pai pagar."

Eram discutidas situações ocorridas com descontroles que resultavam em danificações ao prédio e aos móveis e utensílios, bem como a questão da limpeza e conservação da casa e do pátio. Diariamente, as meninas eram encarregadas da limpeza da sede do Clube e de auxílio em pequenas tarefas caseiras. Por ocasião da falta de duas funcionárias, as meninas tomaram parte ativa na rotina da casa. O assunto foi comentado no Clube e recebido com elogios. Desde então, elas ficaram encarregadas de ajudar na rotina da casa: limpeza, arrumação de dormitórios e cozinha. Os meninos, apesar da relutância de alguns sob o pretexto de que seria serviço para mulheres, ajudavam na limpeza.

Quanto aos danos causados, o assunto era debatido livremente, sem um tom acusatório, procurando apurar as responsabilidades de maneira agradável. Após as explicações, eram tomadas medidas que muitas vezes impunham a própria reparação dos objetos. Outras vezes, por vontade própria, solicitava-se aos familiares a reposição dos danos, geralmente de pequena monta. É de se notar que, seguidamente, os mais "descontrolados" ou danificadores é que eram eleitos para essa comissão. Além disso, existia uma verba extra que revertia para o Clube, sempre que sobrava dinheiro na manutenção dos reparos.

COMISSÃO DE DIVULGAÇÃO

"Este jornal dos guris está fraquinho. Olha o modelo de vestido que eles sugerem, do tempo da vovó! O nosso, quando sair, vai dar um banho neles."

Havia um jornal mural que era renovado semanalmente segundo rodízio entre os três grupos que frequentavam o Clube dos maiores. Tinha o caráter de atividade pedagógica, e os assuntos eram discutidos e apresentados livremente. Pelo jornal, criticavam os técnicos, a organização da clínica, do Clube, etc. Uma vez por mês, era distribuído um jornal mimeografado de nome *Os Incendiários*, que contava com a colaboração de todos os departamentos do Clube.

COMISSÃO SOCIAL E ARTÍSTICA

"Festa de juventude e com nome de *Os Incendiários*? É demais! Bom seria Mozart ou Beethoven."

A comissão social e artística dedicava-se ao preparo da festa mensal e das reuniões dançantes semanais. Nas festas, comemoravam-se os aniversários do mês e organizavam-se *shows*, além da tradicional reunião dançante no final da festa. Algumas vezes, eram convidados artistas da cidade, para maior brilhantismo. Foram realizadas programações, tais como: Presépio Vivo, Festa Tradicional de Páscoa, Baile de Carnaval, Festa de São João, Festa das Mães, Festa da Juventude, Festa Brasileira, além de um piquenique com a participação de todo o pessoal da clínica, por ocasião do verão, num recanto aprazível.

Um menino com esquizofrenia paranoide estudante de piano era contra as festas da Jovem Guarda, pois propunha que se falasse em coisas mais úteis, como a vida dos grandes compositores, e que se apurasse o ouvido com música clássica. Era denominado de "coroa" pelo grupo. Tudo isso de maneira cordial e alegre. Foi convidado para fazer palestras sobre a vida dos grandes compositores, bem como para tocar piano em um *show*. Desde então, passou a aceitar a chamada "Jovem Guarda", participando com interesse das festas, chegando até a ser presidente do Clube. Nos cartazes de sua programação eleitoral, constava o *slogan* "É uma brasa".

Rosinha, menina de 15 anos, internara-se com uma reação paranoide com delírios eróticos; evitava estabelecer contato com os meninos e não queria participar das festividades do Clube. Entrosando-se no ambiente, paulatinamente revelou entusiasmo, terminando por assumir a direção social do Clube. Tal melhora verificou-se também nos seus passeios.

COMISSÃO DE ESPORTES

"Hoje, fomos tricampeões da pracinha. Deixamos os guris com água na boca!"

As atividades esportivas ocupavam lugar saliente, sendo muito bem-aceitas. Havia torneios internos de futebol, vôlei, damas, moinho, dedobol, pingue-pongue, com a respectiva premiação.

O Clube tinha um time de futebol que disputava campeonatos na Praça Municipal nos arredores da clínica, competindo com os meninos do bairro. As camisetas do time foram escolhidas pelos meninos e bordadas pelas meninas.

Preparava-se a torcida organizada, que comparecia ao local das disputas. Inclusive, era salientada pela vizinhança a boa conduta dos meninos, que até pareciam ser de um colégio normal.

ASSUNTO LIVRE

"Hoje eu tenho umas 'bombinhas'! O Zé e o Nestor estavam se comendo na casinha!"

Dificuldades de inter-relacionamento eram tratadas geralmente no fim da reunião. Os problemas surgiam, eram debatidos e, quando possível, solucionados ou apenas comentados. Por mais delicado que pudesse ser o assunto, era exposto dentro de certa naturalidade.

Tal situação foi trazida para a reunião por um menino esquizoparanoide que se caracterizava por trazer "bombinha" para as reuniões. O fato foi abordado com naturalidade, examinado e sugerido que não era um fato comum entre os homens, mas que de vez em quando podia aparecer. No caso, o simples fato de o material que provocava ansiedade no grupo poder ser ventilado diminuiu em muito as atuações.

Exemplo de outra situação é o de um menino que era acusado de fazer "xixi" em cima dos outros quando subia na árvore. O assunto provocou risos, e várias propostas foram lembradas, muitas delas punitivas. Alguns pediram que se cortasse a árvore, e, para outro, o melhor seria que se cortasse o "xixi" e o desse para os cachorros. Foi lembrado, por um dos psiquiatras, de maneira muito afável, que o "xixi" era um órgão muito importante para todos os homens e que todos deviam cuidar do seu. Igualmente, cortar a árvore iria prejudicar a todos, pois o pátio não se beneficiaria mais daquela aprazível sombra. O bom seria que o menino compreendesse suas atitudes e buscasse controle.

Em seus trabalhos, Salvador salienta que a maneira como os assuntos eram abordados contribuía para a espontaneidade das crianças.

Concorrer numa eleição do Clube, discutir o uso ou não de apelido, escolher o lanche, avaliar a queixa de uma agressão, discutir sobre uma situação em que um cartão de aniversário foi rasgado ao ser recebido, que a bola de futebol desapareceu ou que não gostaram da fala de um terapeuta são algumas entre as muitas situações vividas. Aparentemente, podem parecer comuns, mas eram revestidas de um significado especial, pois o grupo aprendia a experimentar de um modo diferente as situações. Percebendo outras possibilidades de se relacionar e encontrar soluções, o grupo ganhava experiência em como poder estar junto, regulando o campo intersubjetivo.

RETOMANDO A HISTÓRIA

Seguiu o tempo, e o Clube teve continuidade, com outras crianças, outra equipe, outro local, outra denominação e hino, mas mantendo o tipo de funcionamento. Com o fechamento da Comunidade Terapêutica em 1972, o trabalho seguiu por aproximadamente mais 20 anos, sob a denominação de "Escola Terapêutica Leo Kanner" e com o Clube dos Brasinhas.

Inicialmente, nosso pensamento era de que havia uma melhora básica na capacidade de interação social das crianças. O psicanalista e professor Prego Silva muito contribuiu com sua experiência e ensinamentos em suas supervisões, além dos Encontros Brasil-Uruguai, entre as duas equipes, que se estenderam por mais de 10 anos. Mostrou-nos que estavam ocorrendo mudanças estruturais no funcionamento das crianças. Ele sugeriu, e nós realizamos uma avaliação mais objetiva do método de tratamento. Utilizamos o Teste de Rorschach, comparando a criança com ela própria, por meio de duas avaliações, uma antes de iniciar o atendimento e outra posterior, com intervalo de três anos (Beck, 1983).

Resumidamente, a mudança significativa foi relacionada com a autoimagem, além de indicações de que estava ocorrendo o aparecimento de manifestações verdadeiras, diminuindo defesas de uma falsa conduta de adaptação social.

De fato, num clima de ambientoterapia, há condições para que as crianças experimentem seu "verdadeiro *self*" (Winnicott, 1972-1975), passando a dar respostas mais genuínas, descobrindo valores e limitações, adquirindo gradativa autonomia, podendo respeitar-se e estender esse respeito aos demais.

CONCLUINDO

Nessa experiência, Salvador (1969) e Osório (1975) salientam a importância de uma transformação no atendimento a partir da iniciativa das crianças, que escolheram a forma como queriam ser tratadas.

> Foi como se houvessem indicado aos seus terapeutas o caminho para instituir um ambiente mais adequado às finalidades terapêuticas,

comprovado após a impregnação comunitária pelo espírito do Clube (Osório, 1975).

É uma estrutura que permite às crianças defrontar-se com um competidor, oferecendo a oportunidade de dramatizar conflitos e corrigir, com a realidade, as fantasias de que são perigosas ou serão destruídas na disputa. O Clube, com seu desenvolvimento, sua estrutura e suas características de funcionamento, tornou-se a viga mestra da Comunidade (Celia, 1969).

Deve haver um motivo para contar uma história ou tornar-se consciente da história vivida, que aqui está sendo atualizada. O Clube da Comunidade Terapêutica foi uma experiência enriquecedora, por ser vivida, sentida e intersubjetivamente compartilhada.

REFERÊNCIAS

BECK, N. Abordagens terapêuticas nas psicoses infantis: ambientoterapia. In: CONGRESSO BRASILEIRO DE NEUROLOGIA E PSIQUIATRIA INFANTIL, 7., 1983, Canela. *Anais*... Canela: ABENEPI, 1983.
CELIA, S. O clube como fator de integração de uma comunidade terapêutica infantil. In: CONGRESSO BRASILEIRO DE PSIQUIATRIA INFANTIL, 1968, Guarujá. *Anais*... Guarujá: [s.n.], 1968.
CELIA, S. O clube como fator de integração de uma comunidade terapêutica infantil. *Pediatria Prática*: Revista de Puericultura e Clínica Infantil, São Paulo, v. 11, n. 6, 1969.
CELIA, S. O clube como fator de integração de uma comunidade terapêutica infantil. *American Journal of Orthopsychiatry*, v. 40, n. 1, 1970.
OSÓRIO, L. C. *Ambientoterapia na infância e adolescência*. Porto Alegre: Movimento, 1975.
STERN, D. N. *O momento presente na psicoterapia e na vida cotidiana*. Rio de Janeiro: Record, 2007.
WINNICOTT, D. W. *O brincar e a realidade*. Rio de Janeiro: Imago, 1975.
WINNICOTT, D. W. *Realidad y juego*. Barcelona: Gedisa, 1972.

2
Principais aspectos psiquiátricos na infância*

Salvador Celia

Embora nas últimas décadas a preocupação com a infância e a juventude tenha sido constante em todo o mundo, na prática ainda encontramos uma falta de integração e coordenação na política de atendimento a essas prioridades e necessidades. O objetivo de garantir um desenvolvimento integral do ser humano parece-nos ainda muito distante de ser alcançado.

Estudos mais recentes mostram e até mesmo salientam a necessidade de que a criança seja atendida a tempo nas suas necessidades; cada vez mais, nos apercebemos dos períodos críticos que a criança atravessa na sua evolução, desde que nasce até completar o período pré-escolar, pois as ações aí desenvolvidas influirão de modo decisivo no desenvolvimento da personalidade. Em nossas observações, notamos que, ao fazer um atendimento de "consultoria escolar", estamos, na maior parte das vezes, realizando prevenção em nível secundário, já que existe um verdadeiro "estado de cronicidade" em todos os sentidos.

Nos últimos tempos, acentua-se, em vários países, o interesse por métodos preventivos, os chamados métodos de estimulação precoce, a tempo ou adequada. Na opinião do Dr. Teodore Tyessen,

---

* Trabalho reescrito a partir de original publicado na *Revista de Psiquiatria do RS*. v. 2, n. 3, p. 206-209, set./dez. 1980.

diretor de um programa para retardo mental e transtornos do desenvolvimento nos Estados Unidos, a estimulação psicossocial adequada é "[...] provavelmente um dos conceitos mais profundos em existência hoje, se considerarmos a importância em modelar o futuro de nossa sociedade".

Apesar de as origens desses métodos estarem relacionadas com a prevenção da deficiência mental e de outras lesões orgânicas cerebrais, o conhecimento científico acumulado nas últimas décadas estende sua aplicação e incidência à totalidade das práticas de desenvolvimento da criança, causando, por fim, um impacto nas características da própria sociedade. Dessa maneira, é uma área de prevenção primária, ou até primaríssima, constituindo, para o desenvolvimento da saúde e educação, um elemento de extraordinária importância e potencialidade.

Fazer isso é contribuir para melhorar a qualidade da vida, situação equivalente a viver melhor, aspiração universal do ser humano. Todavia, em nossas vidas e ações, estamos sujeitos a uma série de contratempos, muitas vezes decorrentes de nossos próprios posicionamentos e atitudes (individuais ou dos governos), que adquirem um caráter paradoxal e contribuem para limitar cada vez mais as já limitadas capacidades da criatura humana.

Vejamos rapidamente algumas observações sobre o nosso *modus vivendi* a partir de algumas experiências feitas em países mais desenvolvidos, olhando a forma como investem na Saúde Pública. No Canadá, 95% dos gastos são feitos na provisão dos Serviços de Saúde, 2,5% na investigação, 1% se dedica ao meio ambiente, e 1% ao estilo de vida. Os Estados Unidos seguem linha similar, mas tratam de mudar a orientação (*Head Start*), já que 20% da população é estimada como analfabeta e se percebe que é muito mais difícil e custoso educar para a saúde essa parte da população seguindo os métodos tradicionais do que investir em programas mais modernos, como os de "intervenção adequada" orientados a melhorar o meio ambiente e o estilo de vida.

Como se vê, nem sempre dependemos da riqueza econômica para melhorar a qualidade da vida humana. Em nossos tempos atuais, crianças crescem recebendo "estímulos ambientais" da família, da escola e, ultimamente, da televisão. Vivemos em um mundo com rápidas mudanças, onde os estímulos são cada vez mais intensos e diversificados, e nos esquecemos com frequência de que o progresso tecnológico e o desenvolvimento econômico não são metas, senão meios para chegar a um fim: "melhorar a qualidade de vida".

Vistos dessa perspectiva, nem sempre os indicadores tradicionalmente usados para medir o desenvolvimento dos países irão refletir necessariamente os progressos no bem-estar integral das pessoas. Se não existe um desenvolvimento psíquico, social e físico adequado, a mera possessão de bens materiais não poderá representar progresso.

A família, tida tradicionalmente como núcleo fundamental da sociedade, está em "crise" em decorrência da organização social atual, acrescida pela transformação do papel da mulher na sua libertação e pela necessidade de ajudar na manutenção da sobrevivência de seus filhos; a escola está longe de atender às necessidades básicas das crianças, havendo mesmo certos programas escolares repetitivos, monótonos, exagerados no sentido dos conteúdos e do tempo desperdiçado, não atingindo as necessidades do momento da criança. Por outro lado, se observarmos o que ocorre com as camadas mais desfavorecidas, constatamos o verdadeiro "caos" que existe, pois o carente tem um nível de desenvolvimento cognitivo inferior ao que lhe é solicitado, passando, então, a escola a ser um fator iatrogênico infantil.

A televisão é o maior representante dos meios de comunicação modernos e, como tal, exerce efeitos notáveis sobre a personalidade, sendo até mesmo considerada como o terceiro fator psicossocializante da criança. Muitas vezes também colabora na distorção dos valores, por exemplo, quando traz a mensagem de que é muito mais importante "ter" do que "ser", situação que bem representa o nosso consumismo. Além disso, o culto à violência nos programas de televisão está "impactando" a mente infantil, conforme estudos recentemente publicados. Quase não se brinca mais; quase não se conversa mais; agora é tudo com a televisão, que realmente funciona como fator manifesto, em especial nos "meios" onde a comunicação interfamiliar "latentemente" já era precária.

Como exemplo máximo das nossas contradições, nos parece significativo o fato de que a humanidade se felicitou ao saber da verba destinada para o Fundo das Nações Unidas para a Infância (Unicef), por ocasião do seu 39º aniversário: 150 milhões de dólares para atender aos grandes propósitos do Unicef. Ao mesmo tempo, gastam-se 300 bilhões de dólares em armamentos, 50 dos quais em países em vias de desenvolvimento. Não deixa de ser triste pensar que se gastam 2.000 vezes mais em instrumentos de morte do que em instrumentos de auxílio à vida. Por outra parte, também nos obriga a meditar o fato de, segundo a mesma fonte, o consumo de álcool e cigarros no mundo superar em 600 vezes o que se gasta com ajuda às crianças.

Recentemente, recebemos em Porto Alegre Gloria Powell, psiquiatra norte-americana, que nos informou com estudos transculturais dados sobre a taxa de mortalidade infantil em países subdesenvolvidos: 150 a 200 mortes por 1.000 nascimentos. Ou seja, 10 vezes mais elevada do que as taxas para os países tecnicamente desenvolvidos.

A cada 30 segundos nascem 100 crianças em certos lugares da América Latina, da África e da Ásia; 30 morrem no decorrer do primeiro ano de vida, e outras 20 não sobrevivem após os 5 anos de idade. Daquelas que vivem até a idade escolar, 60% não terão os cuidados médicos, nutritivos e sanitários que poderiam proporcionar-lhes um desenvolvimento físico e emocional adequado. Se olharmos esses números e nos conscientizarmos de que a taxa de mortalidade infantil em qualquer população é o indicador do grau de perigos à saúde ao qual a população está exposta, podemos, então, avaliar o comprometimento em que vivem essas populações.

Conforme estudos recentes, crianças que não tiveram falhas muito graves no desenvolvimento melhoraram de modo acentuado quando atendidas mais tarde, pondo em dúvida inclusive o conceito de irreversibilidade dos efeitos das primeiras experiências. Isso deve nos animar e trazer mais esperanças para o futuro, mesmo que seja com o aumento de nossas responsabilidades.

Então, a partir de todas essas considerações, temos de falar, ver, enfim, sentir as coisas de modo mais amplo. Estamos de acordo com alguns autores segundo os quais desenvolver técnicas adequadas para esse "universo de necessidades" equivale a fazer uma verdadeira "estimulação ecológica". Favorecer o desenvolvimento psíquico significa, sem dúvida, favorecer tanto os aspectos cognitivos como a adaptação emocional e social da criança.

Uma criança para se desenvolver precisa encontrar no "ambiente" alguém, de preferência a mãe ou substituta, que possa lhe ser continente e sustentação e lhe ajudar a enfrentar as vicissitudes do novo mundo, desde as mais rudimentares, como a sensibilidade epidérmica ao tato e à temperatura, até outras sensibilidades, como a visual, auditiva, cinestésica e vestibular, para melhor conseguir a "integração" da sua personalidade. Precisa também das rotinas de cuidado ao longo das 24 horas, que nunca são iguais para duas criaturas distintas, acompanhando os câmbios físicos e psicológicos quase imperceptíveis que dia a dia têm lugar no crescimento e no desenvolvimento infantis. A criança também necessita encontrar no ambiente condições propícias para ser estimulada adequadamente e se sentir mais personalizada, a ponto de aquilo que lhe ofereçam (ambiente) ser justamente aquilo de que necessita. Quando isso acontecer, consequentemente a criança desenvolverá melhor a personalidade, ou seja, o seu "eu".

No contexto de crianças de famílias de baixa renda, vemos o quanto a carência do meio torna difíceis o desenvolvimento infantil e a nossa tarefa. Parece-nos extremamente válido revisar os "conceitos" sobre o "ciclo pobreza" de Birsch, formado por oito fatores que interagem entre si, praticamente evitando que as pessoas possam sair dele. Entre esses fatores, podemos citar a pouca educação, a situação física do ambiente de pobreza em si (que força ajustamentos para uma privação econômica continuada), a baixa renda, a pouca saúde física e mental, as famílias numerosas e os lares rompidos ou desorganizados.

Estudos recentes demonstraram que crianças coreanas, chegadas aos Estados Unidos com desnutrição crônica, mas não grave, ao passarem a viver em lares adotivos, apresentaram melhora no coeficiente de desenvolvimento, a ponto de serem comparadas com as crianças da classe média americana. Sabe-se há muito tempo que não adianta só recuperar fisicamente a criança, se esse atendimento não for acompanhado de estímulos adequados. Sabemos hoje, também, que apenas a desnutrição, por si só, não conduz uma pessoa à deficiência mental na maioria dos casos; isso só ocorre quando associadamente existirem privações afetivas, sensoriais e culturais. Contudo, a criança desnutrida tem como precedente uma mãe (ambiente) já desnutrida psicossocialmente. Então, aumentam nossas dificuldades no sentido de encontrarmos uma ou mais estratégias que possam minorar as dificuldades ambientais e melhorar o padrão de vida.

Estudos realizados com bebês mostraram que sua percepção visual melhora em resposta a uma atitude maternal, qual seja, a de atender o bebê, levantando-o verticalmente e encostando-o junto a seu corpo, ao contrário das reações que tem quando, ao chorar, sua mãe não o tira do berço. As crianças que tiveram estímulos adequados para desenvolver a linguagem, quando as mães (ambientes) as estimulavam a falar, tiveram melhor desenvolvimento, desde que isso ocorresse em tempo hábil e em solicitações apropriadas, respeitadas suas individualidades. É comum encontrar, em meios mais carentes, ruídos e muita inquietude, o que traz dificuldades para uma série de funções sensoperceptivas e cognitivas da criança. As crianças que tiveram mãe (ambiente) com mais capacidade de "homogeneização" apresentaram melhor rendimento e conduta mais tranquila.

Os estudos de Spitz-Wolff sobre hospitalismo e depressão anaclítica avaliaram a separação materna – levando em conta fatores como o tempo em que ocorreu a separação, a duração da separação e como as crianças foram atendidas durante a separação – e nos revelaram muitos efeitos provocados por esse acontecimento: problemas de conduta, retardo psicomotor, retardo cognitivo, enfim, problemas na personalidade da criança.

Não basta ter mãe: há necessidade de que a presença dela seja acompanhada com uma interação qualitativa e quantitativa que responda às necessidades da criança nas suas várias etapas evolutivas. Se houver uma ou mais "mães substitutas", haverá necessidade, como se viu em estudos de *kibutz* ou "comunidades terapêuticas", de que essas pessoas não troquem tanto nem desapareçam tanto, pois isso pode ocasionar vários casos de separação ou abandono.

Há necessidade também de que o pai seja envolvido, no sentido de trazer segurança e estabilidade para a mãe (continente) e, com sua presença, contribuir também com estímulos adequados para o crescimento do bebê, ajudando-o a sair da simbiose normal com a mãe, nos primeiros meses de vida. Quando isso ocorre, vemos que há modificação no esquema corporal da criança, trazendo melhoras para o seu desenvolvimento. Vale a pena lembrar os estudos de Winnicott sobre a bissexualidade, ao afirmarmos que o "ser" está mais relacionado com a maternidade, e o "fazer" (crescer, ter impulso), com a paternidade. Nossa função como agentes de saúde será de agir no sentido de tornar o ambiente mais adequado e mais homogêneo para o desenvolvimento dos indivíduos.

É na melhora da assistência materno-infantil que, sem dúvida, recaem as possibilidades do mundo de amanhã. Há necessidade de um trabalho cada vez mais integrado no sentido de construir uma medicina comunitária, com a colaboração de técnicos em saúde pública e de voluntários (estudantes, pessoas idosas); o desafio é não só conseguir o apoio de forças vivas da comunidade (entidades sociais, recreativas, religiosas, etc.) mas também atuar como agentes terapêuticos na busca de ambientes mais saudáveis. Se realizarmos isso, vamos alcançar uma "verdadeira estimulação ecológica" no sentido de o ambiente oferecer esperança e vontade de viver. Ou seja, como diz Winnicott: "viver num estado de criatividade é viver em saúde".

REFERÊNCIAS

BIRCH, H.; GUSSOW, J. *Niños en desventaja*. Buenos Aires: Eudeba, 1972.
BRALIC, S. et al. *Estimulation temprana*. [S.l.]: UNICEF, 1978.
CELIA, S. A equipe psiquiátrica como agente terapêutico da comunidade. In: CONGRESSO BRASILEIRO DE NEUROPSIQUIATRIA INFANTIL, 5., 1979, Salvador. *Anais...* Salvador: [s.n.], 1979.
FICHTNER, N. Um enfoque ecológico das dificuldades de aprendizagem. In: CONGRESSO BRASILEIRO DE NEUROPSIQUIATRIA INFANTIL, 5., 1979, Salvador. *Anais...* Salvador: [s.n.], 1979.
POWELL, G. *Conferências a serem publicadas*. In: SIMPÓSIO INTERNACIONAL, 1978, Porto Alegre. *Anais...* Porto Alegre: [s.n.], 1978.
SILVA, L. P. *Infância normal y patológica*. In: SIMPÓSIO INTERNACIONAL, 1977, Porto Alegre. *Anais...* Porto Alegre: [s.n.], 1977.
WINNICOTT, D. W. *Realidad y juego*. Barcelona: Gedisa, 1972.

3

Grupos comunitários*

Salvador Celia

A AMEAÇADORA ALDEIA GLOBAL

O mundo em que vivemos sempre apresentou características próprias de cada tempo ou de cada época; é interessante vermos algumas tradições que, apesar de tudo, conseguiram permanecer, enquanto outras se perderam ou sofreram transformações, à medida que novos valores foram sendo introduzidos no jeito de nos relacionarmos ou de convivermos.

Nunca houve, por certo, em todos os tempos, uma dinâmica de acontecimentos tão rápidos e com acesso à grande parte da população mundial. Refiro-me ao extraordinário avanço tecnológico da assim chamada "era das comunicações", em que a mídia – televisiva, falada ou escrita – tornou-se mais acessível.

Igualmente, a vida hoje – praticamente dependendo do computador – trouxe uma série de novidades aos nossos costumes, muitas delas, inclusive, acarretando consequências psicossociais a todas as idades e camadas sociais das populações de nosso planeta.

---

* Trabalho publicado no livro ZIMERMAN, D. E.; OSORIO, L. C. (Org.). *Como trabalhamos com grupos*. Porto Alegre: Artes Médicas, 1997.

A assim chamada "aldeia global", que é o nosso mundo, muitas vezes não é tão globalizada, pois a sociedade vive atualmente dificuldades imensas de comunicação, de convivência, apesar de todos os meios de informação e acessos disponíveis. De certo modo, vivemos um paradoxo, pois todas essas novidades ainda não contribuíram para um melhor relacionamento entre os seres humanos. Pelo contrário, muitas vezes tudo isso contribui para uma desintegração maior da convivência dos grupos, entre eles, o principal de todos, a família.

Muito da crise de valores de referência, de saúde mental, para mim, passa pela desagregação familiar em todos os sentidos. Fatores psicossociais, culturais e econômicos trouxeram novas formas de convivência, sendo atualmente comum vermos a existência de numerosas famílias monoparentais. Por exemplo, no Brasil de hoje, 64% das famílias monoparentais têm mulheres como chefe da casa e do grupo familiar. Ora, isso modifica toda uma situação dos papéis psicológicos da família, onde iremos observar as consequências, por exemplo, da falta do pai na criação e no desenvolvimento da personalidade dos filhos. A diminuição da grande família, o distanciamento dos avós, tios e outros, tudo isso gera uma nova identidade, um novo padrão referencial de convivência e de desenvolvimento.

Em função desses aspectos, todas as sociedades sofrem, assim como sofrem também com um fenômeno universal chamado "violência social", que, atingindo a tudo e a todos, não perdoa seus efeitos no comprometimento do desenvolvimento de bebês, crianças e adolescentes que vivem nas áreas menos desenvolvidas de algumas cidades. Essa "violência social" decorre de vários fatores, mas leva a um grande e comum problema: a ruptura ou perda dos vínculos que se iniciam dentro de casa, dentro da própria família.

Assim, encontramos, até mesmo em países considerados do Primeiro Mundo, como os Estados Unidos, nas áreas urbanas das grandes cidades, crianças e adolescentes com problemas psicopatológicos e, consequentemente, de desenvolvimento, similares aos das crianças e adolescentes de Porto Alegre, São Paulo, Montevidéu, Buenos Aires, entre outras. De fato, a diferença está na intensidade e na forma como isso acontece. Por exemplo, em países como o Brasil, 30% das crianças até 6 anos de idade sofrem de desnutrição, enquanto as crianças americanas quase não passam fome, mas as crianças de ambos os países sofrem de outras formas de violência que também acarretam problemas no seu desenvolvimento. Refiro-me, por exemplo, à violência urbana existente tanto nos Estados Unidos como no Brasil, que poderá incidir de forma crônica, trazendo fatores cumulativos que irão prejudicar lentamente a personalidade da criança e do adolescente de hoje e o cidadão adulto do amanhã.

A IMPORTÂNCIA DOS GRUPOS COMUNITÁRIOS NA FORMAÇÃO DA RESILIÊNCIA

Diante de um quadro tão ameaçador e de perspectivas tão sombrias, vale a pena referenciar aqui os estudos feitos por alguns pesquisadores, como Rutter, Werner, Garmezy e Haggerty, que estudaram a correlação entre os fatores protetores e a assim chamada "capacidade de resistência" (Parker, 1995). Esses autores investigaram e descobriram que algumas pessoas, crianças e adolescentes, apesar de toda uma situação problemática, são capazes de exercer a resiliência, isto é, de enfrentar os desafios, de crescer e se mostrarem competentes e saudáveis, inclusive na sua vida adulta.

"Resiliência" é uma força, uma perícia, uma habilidade que algumas pessoas possuem de se mostrarem corajosas, de poderem enfrentar "os desafios normais da vida" e mesmo outros que terminam por deixar o indivíduo com mais autoconfiança, mais autoestima, porque construíram um "ego resiliente". Ser resiliente com mais ou menos intensidade, todavia, não é uma questão de mágica, mas sim uma questão que tem a ver com reforçar, melhorar e desenvolver o potencial de cada um, não deixando isso por conta do acaso. Pois esse é o grande desafio do profissional das áreas humanísticas, como a saúde, a educação e o direito, que muito poderão contribuir, por meio da compreensão e do desenvolvimento de atitudes favorecedoras, à melhor capacitação da resiliência das crianças.

Os resilientes são crianças e adolescentes que intrinsecamente têm fatores como temperamento mais flexível, curiosidade, autoestima, controle interno, boa saúde, inteligência e senso de que são capazes de modificar o ambiente; enfim, crianças para quem mudanças ou novas situações representam oportunidades de melhorar e se adaptar, em vez de perda de esperança e expectativas.

Extrinsecamente, são fatores familiares que possibilitam o desenvolvimento da resiliência, entre outros: a estabilidade conjugal ou pelo menos uma "aliança" entre o casal que respeite as funções de parentalidade; sentimentos de competência dos pais; integração e suporte familiar entre os membros; famílias formadas por até quatro pessoas, com intervalo de não mais de dois anos entre os irmãos; fortes vínculos pelo menos com o pai ou a mãe; estrutura e predicabilidade das rotinas diárias; possibilidades de suporte fora da família, como avós, babás, igreja, professores.

Entre os fatores extrafamiliares, tais como a cultura e a vida na comunidade, prevalecem aqueles que valorizam as crianças, nos quais a participação comunitária é intensa, seja social, política ou religiosa, no bom sentido. Aqui eu me refiro ao modo de compreender, entender e oferecer apoio, suporte e inclusive locais para reuniões, práticas, atividades sociais, recreativas e culturais.

Nesse sentido, também a atividade política propriamente dita é fundamental para oferecer espaço físico e psicossocial para as crianças e adolescentes desenvolverem seus potenciais (algumas cidades americanas com área de violência urbana, como Chicago e Nova York, apresentaram bons indicadores de saúde quando várias políticas psicossociais foram introduzidas em alguns bairros).

Assim, reforçar, fomentar e potencializar os indivíduos e suas comunidades são forças poderosas para diminuir o estresse e a violência social que atingem nosso mundo.

GRUPOS COMUNITÁRIOS EM AÇÃO

Gostaria de lembrar algumas vivências comunitárias dos últimos 15 anos, como profissional da equipe de Saúde Mental da Secretaria da Saúde do Governo do Estado do Rio Grande do Sul, assessor governamental da área social (Projeto Vida e Centro do Adolescente) e cidadão voluntário participante do Conselho Comunitário da Cidade de Canela.

Projeto Vida

Em todas essas atividades que tinham a ver com "o humano", com o psicossocial, a participação comunitária foi fundamental. Participação comunitária envolve um grupo de pessoas que se reúne em busca de algo comum – que tem a ver com seus desejos e suas necessidades – para exercer e viver melhor seu estado de cidadania, sua qualidade de vida. Dessa reunião, desse encontro de ideias, valores e cultura, nasce uma força que deriva da própria emergência de seus potenciais, pois, não fosse assim, essas famílias desfavorecidas não conseguiriam sobreviver. Produz-se uma "energia social" que é o somatório das participações individuais e que, quando bem direcionada, deixa esses grupos mais "egorresilientes", pois conseguem se situar melhor e se adaptar nas suas interações.

Essa energia social também é encontrada nos chamados grupos de convivência, com fins terapêuticos, formados por adolescentes, pais, idosos, gestantes, entre outros. No Projeto Vida, com a criação do Vida Centro Humanístico, localizado na Zona Norte de Porto Alegre, Rio Grande do Sul, espaço físico privilegiado para acolher, principalmente, uma comunidade carente como a de bebês, crianças, adolescentes, mulheres e idosos em situação de risco, no sentido de lhes oferecer apoio e suporte para desenvolver a cidadania, a participação coletiva foi fundamental, além do desejo governamental de implementar o Projeto.

No coletivo, quero enfatizar a participação das entidades comunitárias daquela zona, como a Associação de Moradores, o Clube de Mães, as organizações recreativas e culturais que terminaram por formar o Conselho Comunitário, que reuniu cerca de 60 entidades com o poder de participar em cogestão com a administração geral indicada pelo Governo.

Igualmente, a participação comunitária dos funcionários do Centro, em média 130 para atender cerca de 3.000 a 4.000 pessoas, por mês, foi decisiva. Uma proposta nova e inovadora só teria êxito se realmente fosse construída com o apoio e a colaboração de todos, no sentido da correção necessária para a realidade da dinâmica, que é a convivência comunitária nos aspectos sociais, políticos e culturais.

Nesse aspecto, o êxito obtido refletiu-se na melhora da autoestima, do seu "eu", de sua cidadania para os que puderam absorver e viver essa filosofia, conforme a própria comunidade manifestou reiteradamente. Tudo isso foi mais que uma política de ação social compensatória, pois proporcionou a muitos o espaço psicológico necessário para seu crescimento como "gente" que tem direitos e responsabilidades.

A cogestão resolveu discutir os planos, apresentar sugestões e ter o poder decisório sobre as atividades realizadas no Centro, além de atingir a possibilidade de gerir uma série de atividades e decisões comunitárias válidas não só para a sua clientela, mas também para as suas associações de bairros.

Vários grupos de atividades foram criados no Centro Humanístico, alguns chamados de "Convivência", como os das mulheres, crianças, adolescentes e idosos. Na verdade, todos no seu funcionamento se assemelhando a grupos terapêuticos de saúde mental.

Na verdade, a "filosofia comunitária" do Centro – que era acompanhada de atividades integradas nas áreas da saúde, educação, lazer, cultura, esporte, ciência e tecnologia, além dos direitos humanos e do oferecimento de possibilidades de interação humana entre várias gerações – viu-se acrescida da formação e das vivências dos grupos assim chamados de convivência, com fins delimitados e claros para cada etapa ou situação de vida.

Para se ter um exemplo do funcionamento no grupo de gestantes, as mulheres participavam não só do grupo psicológico, como também de ginástica especializada e de atividades culturais, além da possibilidade de receber apoio jurídico para sua situação especial, como o reconhecimento de leis protetoras que muito poderiam ajudá-las e também a seus filhos futuros ou já existentes.

Nas atividades fora do Centro, ou seja, nas vilas, um dos programas mais necessários para a realidade brasileira, o da "Recuperação de Bebês Desnutridos", a participação da associação comunitária ocorreu também de maneira expressiva para melhorar a saúde mental das mães e bebês do programa.

Foi observado que, em área situada não longe do Centro, mais de 20% das crianças até 4 anos sofriam de desnutrição. No estudo feito pelos técnicos do Vida, notou-se que uma série de fatores psicossociais acompanhava o estado de desnutrição. Verificou-se também que os bebês desnutridos viviam com mães em estado depressivo, o que tornava disfuncional a interação mãe-bebê-mãe. Entre os fatores que levavam à depressão, estavam a migração (perda de raízes), o abandono e a negligência na infância das mães, o reduzido tempo de aleitamento, a falta do esposo ou companheiro, entre outros.

É interessante notar que, no grupo-controle, entre as mães pobres da vila que não tinham filhos desnutridos, a perda das raízes era compensada por terem parentes próximos e por frequentarem ou pertencerem à associação de moradores local. Sentiam-se apoiadas, podiam interacionar com a possibilidade de a associação desenvolver o programa junto com o "Vida", colaborando com o crescimento das potencialidades da entidade, tornando-se mais fortes e contribuindo decisivamente para o programa integrado de recuperação de crianças desnutridas. As mães depressivas sentiam-se acolhidas, protegidas, participantes, melhorando sua depressão e a interação com seus bebês.

Eis um claro exemplo de como se pode politicamente ajudar e potencializar a capacidade de resiliência de determinados grupos sociais (Celia, 1992).

Teatro e comunidade em Canela

Outro exemplo muito significativo é o da participação comunitária no Festival de Teatro de Canela. Essa cidade, conhecida pelo seu potencial turístico, passou a ser também polo cultural de referência não só estadual, mas nacional e internacional, a partir de iniciativas tomadas com a participação comunitária. Tal iniciativa mobilizou a comunidade canelense, a ponto de reforçar sua autoestima, passando, após os primeiros eventos teatrais, a ser realizadora de outros acontecimentos, de referências educacionais, esportivas e ecológicas.

O Festival surgiu há uma década, mais precisamente em 1987, momento em que se vivia a ideia de que tudo em Canela, quando comparada com a vizinha Gramado, era diferente. Em Canela, as coisas não aconteciam por muito tempo. Em trabalho realizado com vários canelenses, sugerimos a criação de um "Festival de Teatro Comunitário", que abrigasse múltiplas manifestações de toda a comunidade, desde associações de bairros até adolescentes e professores que já se reuniam em festivais nas escolas, entre outros exemplos.

Aliados à espera inconsciente da "alma da cidade" em busca de sua "encantaria" ou referência, a mobilização grupal nas artes cênicas e o esforço conjunto da comunidade deram forma ao Festival e possibilitaram a sua continuidade, por conta da permanência da motivação e da mobilização comunitárias em várias áreas das atividades humanísticas.

Havia grupos naturalmente formados que necessitavam ser apoiados e reforçados para potencializarem suas ações, pois Canela reunia em sua comunidade belos exemplos de lideranças associativas, como grupos de professores, união de moradores, união de jovens e outros que necessitavam buscar espaços para mostrar seus talentos e possibilidades (Celia, 1990).

PALAVRAS FINAIS

Nesses exemplos referidos de participação comunitária, desde a organização até o desempenho das atividades, passando pelos grupos de convivência, de apoio, de autoajuda, entre outros, podemos avaliar as possibilidades decorrentes das várias interações humanísticas que envolvem a área educativa. Expressão cultural, favorecimento da saúde, proteção dos indivíduos, enfim, a luta para a construção da cidadania por meio da melhora da qualidade de vida, componentes que formam os chamados "Potenciais de Saúde".

É na observação, na escuta, no auxílio em forma de apoio, oferecendo espaços físicos e psicológicos, que se podem preparar estratégias para potencializar as atividades individuais e coletivas existentes nos grupos humanos, para buscarem sua autorrealização.

É função do profissional de saúde ter essa visão ampla, social, ecológica, sistêmica da sociedade, dos indivíduos e de suas organizações; é pela visão humanística interativa, integradora, que ele poderá agir, favorecendo a "resiliência" dos grupos para que se preparem melhor para os desafios do dia a dia e do próximo milênio.

REFERÊNCIAS

CELIA, S. O teatro como fator de mobilização da comunidade. In: ORSOLIN, C. *Teatro, textos e roteiros*. Porto Alegre: IGEL, 1990.
CELIA, S. et al. *Relatório da Plenária do IV Congresso WAIPAD*. Chicago: WAIPAD, 1992.
FELDMAN, R.; STIFFMAN, A.; JUNY, K. *Children at risk*. New Brunswick: Rutgers University, 1987.
PARKER, S.; ZUCKERMAN, B. *Behavioral and developmental pediatrics*. Boston: Little Brown and Company, 1995.

4

Parentalidade e pobreza: uma experiência brasileira[*]

Salvador Celia

UM PAÍS DE CONTRASTES

O Brasil é um país de grandes contrastes. Sua economia (com base no Produto Interno Bruto [PIB]) é considerada a nona do mundo; porém, no que tange à qualidade de vida, seu lugar é pouco glorioso: com efeito, é o 84º no Índice de Desenvolvimento Humano (IDH) da Organização das Nações Unidas (ONU).

Vivemos numa sociedade profundamente injusta: por exemplo, 10% dos brasileiros possuem 53% da renda nacional e 93% das riquezas do País. Outro dado significativo: 24 milhões de crianças e adolescentes, para uma população total de 170 milhões, vivem na pobreza. Nossos índices de desnutrição são de 20 a 25% nas crianças de 1 dia a 6 anos; 11% dos bebês que nascem no Brasil são prematuros; o índice de mortalidade infantil alcança 56% entre as crianças menores de 5 anos; 35% dos partos são cesarianas, número esse que sobe para 78% nas classes abastadas. Nem sempre as nossas creches são de boa qualidade, e seu número é insuficiente.

---

[*] Trabalho reescrito a partir de capítulo publicado no livro SOLIS-PONTON, L. *Ser pai, ser mãe:* parentalidade: um desafio para o terceiro milênio: uma homenagem internacional a Serge Lebovici. São Paulo: Casa do Psicólogo, 2004.

Para nós, todos esses números são motivo de indignação e preocupação; perguntamo-nos como construir um futuro melhor para essas crianças e nos interrogamos também sobre nosso papel de psiquiatra nesse ambiente.

A PESQUISA BRASILEIRA SOBRE RECÉM-NASCIDOS

É recente no Brasil o interesse pelo estudo dos recém-nascidos: existe há 20 anos talvez, na área da saúde pública, e os trabalhos mais significativos foram feitos a partir dos anos de 1980. Avançamos muito desde então e, em nossa faculdade de Medicina da Universidade Luterana de Canoas, Rio Grande do Sul, já podemos oferecer, no curso de Medicina, uma formação para observadores ou agentes de saúde que inclui até noções de psicoterapia.

No Brasil, também, o estudo do bebê costuma começar na pós-graduação. Nossa experiência de trabalho com os estudantes de Medicina começou em 1996, e nos surpreendem os bons resultados obtidos tanto no plano da formação do estudante como no do atendimento da comunidade em geral.

ABORDAGENS E TÉCNICAS DE INTERVENÇÃO

Parece-me que o trabalho do psiquiatra em países em desenvolvimento, como é o caso do Brasil, deve levar em consideração saúde, educação, cidadania e ser acompanhado pela participação de toda a comunidade. Por isso, o psiquiatra deve estar familiarizado com a ideia de que um profissional da saúde é um profissional da educação e vice-versa: deve acreditar nos trabalhos multidisciplinares e incentivar a participação comunitária. Deve-se estabelecer como meta formar o pessoal para a organização de projetos integrados e, essencialmente, para os diversos níveis da prevenção, entre eles a psicoprofilaxia institucional e comunitária, que adquiriu um verdadeiro valor psicoterápico.

É fundamental conhecer os fatores de risco e os elementos de proteção, reconhecer a existência da resiliência e dedicar-se principalmente à pesquisa necessária para chegar a isso, pois ela parece não ser nem inata nem mágica, mas, antes, parece existir somente se procurarmos sua capacidade potencial, a qual sempre surge das atitudes nas quais estão presentes o vínculo e o apego.

O psiquiatra deve considerar uma abordagem integrada, tanto no nível interno como no externo, das circunstâncias individuais e coletivas que são as do ecossistema em que vivemos. Acredito que a consolidação da parentalidade deve ser feita em todos os grupos sociais, principalmente nas pessoas que vivem em condições em que o estresse e a violência são mais fortes.

As técnicas de avaliação da interação dos bebês com seu entorno, principalmente com a mãe, devem nortear os estudos e permitir-nos aplicar as nossas técnicas de intervenção. Atualmente, estamos elaborando uma escala de avaliação da interação mãe-bebê, escala que já utilizamos, a título experimental, no dia da vacinação nacional, pois esse é o dia em que temos a oportunidade para encontrar quase todos os bebês brasileiros durante seu primeiro ano de vida, isto é, antes mesmo da detecção dos problemas pela mãe ou pelo pediatra.

As condições da maternagem nos preocupam muito, pois, em termos preliminares, estimamos que o número das depressões maternas pós-parto ultrapasse os 20% no meio estudado. No nível psicoterápico propriamente dito, o nosso objetivo é preparar – estudantes de Medicina, pediatras, psicólogos e demais agentes de saúde, bem como os psiquiatras – para as técnicas de visita domiciliar ou de atendimento ambulatorial, técnicas baseadas na *developmental guidance,* na *guidance interativa* ou ainda nas psicoterapias individuais de origem psicodinâmica.

Em termos de instituições e do lugar ocupado nelas pelas mães depressivas, estamos pensando em "construir um envelope" ou, para usar outro termo metafórico, uma "pele psicossocial", para estimular a "resiliência".

TRABALHO INSTITUCIONAL

Desde 1992, com o apoio do Instituto Leo Kanner, órgão particular dedicado ao ensino, à pesquisa e ao atendimento, iniciamos, sob a coordenação da psicóloga Norma Beck e da pediatra Lais Bagatini, um trabalho em uma organização não governamental de Porto Alegre.

A instituição dedica-se ao atendimento de adolescentes grávidas e seus filhos, que, em média, podem permanecer de 4 a 12 meses. Possui berçário e creche. Conta com serviços, entre outros, de lavanderia e padaria, que geram 60% das economias necessárias para o funcionamento da instituição.

Na média (43%), as jovens têm entre 15 e 17 anos. A maioria vem do campo (70%). Os índices de escolaridade revelam que 96% delas deixaram a escola antes de concluir o primeiro grau, pelos seguintes motivos:
- abandono do trabalho: 47%;
- dificuldades de aprendizagem: 30%;
- comportamento: 15%;
- outros: 8%.

No que diz respeito à situação familiar, 80% têm pai alcoolista; 73% sofreram profundas perdas na infância, morte ou abandono parental, 32% foram vítimas de agressão sexual (entre 9 e 13 anos) e 20% recorrem às drogas (álcool, maconha, cocaína, etc.).

Quanto à gravidez, constatamos que 98% não a desejaram, e, em 100% dos casos, essa gravidez também não foi desejada pelo pai do bebê. Quanto à paternidade, 40% das gestações resultam de encontro ocasional, 15% dos genitores são companheiros e 5% são maridos.

Todas as jovens chegaram à casa em razão da falta de ajuda da família e de fortes desentendimentos familiares. Com relação ao futuro do bebê, em 40% dos casos, as jovens pensavam em ganhar e criar o filho, 40% "não queriam pensar nisso" e 11% pretendiam abandoná-lo.

Todos esses dados nos levaram a pensar em modalidades de atendimento necessárias e, sobretudo, realizáveis, para levar a nossa tarefa a bom termo. Partimos do princípio de que, de maneira geral, toda e qualquer gestação não é totalmente aceita nem desejada, e o não desejado nem sempre é rejeitado. São vivências opostas e normais, que se tornam mais fortes no momento particular da gravidez.

Nosso trabalho na área da saúde pública (1983), realizado em torno do atendimento das mulheres grávidas, mostrou claramente altas porcentagens de ambivalência, como em outros autores, aliás, e revelou que era possível efetuar intervenções especiais para reforçar a maternagem e as competências dos bebês. Tínhamos consciência, também, da transmissão transgeracional do apego e dos processos que presidem a filiação nesses mesmos casos. As histórias de vida dessas adolescentes, sempre pesadas e tristes, provocam nelas um forte sentimento de culpa. Porém, muitas vezes, a presença do bebê fornece às mães a possibilidade de se revelarem aptas.

No desenvolvimento da maternagem, após o nascimento do filho, pode surgir outro fator, ligado ao sistema de atendimento. O fato de as mães serem bem tratadas, paradoxalmente, aumenta seus conflitos internos, bem como os conflitos com as colegas e com a equipe tratante. As mães voltam à infância e lembram os momentos de sua vida em que não receberam esse atendimento, recordação acompanhada pelo medo de que suas atuais incompetências possam exprimir ou fazer reviver as más experiências. Nesse nível, não são raras as situações de agressão (*acting out*) dirigidas contra as colegas e a equipe, em função dos altos e baixos da interação com o bebê, acompanhadas por tentativas de fuga, ameaças de abandonar o bebê e até por maus-tratos; com esses comportamentos, a mãe mostra que talvez não mereça toda essa atenção especial. Tudo isso requer muita compreensão, muito conhecimento, muita tolerância e imposição de limites por parte da equipe. O manuseio da contratransferência individual e grupal deve ser bem trabalhado e implementado a bem da eficácia da aplicação das intervenções.

Entender o estágio de "transparência psíquica" que ocorre na gravidez, descrito por Monique Bydlowski, nos ajuda muito a rever a infância dessas mães e as vivências que antecederam o momento do atendimento. Esses conhecimentos são importantes para a construção da pele psicossocial. Partindo-se, pois, da ideia de que sempre existem elementos sãos em cada pessoa, é possível construir uma "práxis terapêutica", capaz de mobilizar cada mulher grávida em suas vivências, nas responsabilidades que ela pode assumir: ajudar na manutenção, arrumar o quarto, ajudar a cuidar dos bebês das outras mulheres, ou seja, pequenos gestos que evitem o "assistencialismo" que pode reinar com muita frequência nesses casos.

São muito importantes as reuniões de equipe do tipo operatório, conduzidas pela psicóloga responsável pela coordenação, reuniões nas quais podem ser elaboradas as vivências e as interações no dia a dia, assim como prestar atenção aos problemas e às dúvidas individuais dos estudantes. Acrescente-se a isso a participação nos atendimentos de um psicólogo homem, o que é fundamental numa instituição basicamente feminina; por outro lado, um médico psiquiatra supervisiona toda experiência com o apoio constante da psicóloga que administra as atividades de "práxis terapêutica", exercendo, de certa maneira, o papel de avó. Tudo isso estabelece nas mulheres grávidas vivências diferentes e cheias de incertezas relativas à família que jamais tiveram e com a qual sempre sonharam.

Essas intercorrências conflituosas acabam enriquecendo a vida de cada mãe e a de seu filho, pois geram uma dinâmica de vida que deve ser aproveitada e bem administrada. Ao reviver o passado e torná-lo atual, a mulher grávida ou a nova mamãe pode sentir que está participando de um processo de filiação, ora como filha, ora como neta, processo que lhe permite buscar e assumir a maternagem de seu filho.

Na experiência com bebês desnutridos e suas mães depressivas, nos demos conta de que somente quando entendemos o processo de filiação das mães para com os bebês, isto é, quando as mães foram atendidas na sua regressão subsidiária, é que elas conseguiram alcançar um estágio mais maduro e tentaram assumir sua maternagem.

Muitas vezes, as mães competiam com seus filhos, que também recebiam a comida e a atenção dos terapeutas, o que levava a "passagens ao ato" durante os fins de semana, quando, embora a comida lhes tenha sido disponibilizada, elas não a davam para os bebês. Ou seja, existia competição entre as mães e os próprios filhos ou os das colegas, o que provocava conflitos, às vezes insignificantes, outras vezes graves.

CONSIDERAÇÕES FINAIS

A estrutura de uma pele psíquica ou de um envelope depende da complexa situação que rodeia a estrutura do meio, do local de acolhida, daqueles que o frequentam e dele participam ativamente: toda a equipe, as mulheres acolhidas e seus bebês.

Os cuidadores são os que ocupam cargos e realizam tarefas, algumas administrativas, outras mais técnicas; é o caso do psiquiatra, do psicólogo, do pediatra e dos outros profissionais que procuram trabalhar dentro de uma equipe interdisciplinar.

A meta é oferecer assistência, e não praticar "assistencialismo", pois se tenta sempre promover a autonomia, e não o parasitismo, graças à compreensão do potencial que existe em cada pessoa, até mesmo em situações com múltiplos problemas. Procura-se, então, promover a energia social, produzida pela ação grupal positiva, implementada pelas próprias mulheres, fato que claramente estimula a resiliência existente ou contribui para criá-la.

A ideia de que a resiliência nem sempre é inata no indivíduo – e deve ser estruturada por um complexo processo psicossocial ligado à inter-relação pessoa, auxiliar e meio – poderá possibilitar as construções das imagens internas que podem operar como fatores protetores e mediadores nas situações de risco, inerentes à vida humana. Essas imagens positivas se apoiam em vínculos que poderão construir um apego mais seguro ou menos seguro, estabelecendo certa capacidade de *insight*.

Por isso, nesse ambiente devem prevalecer atitudes de colaboração, diálogos reflexivos, reparações, relatos coerentes e comunicação emocional. Até as características próprias de uma instituição difícil como a que analisamos, com suas inseguranças e ambivalências, desde que reforçadas na busca de verdade e de afeto, podem funcionar como fatores de desafio, fatores complexos, porém capazes de estruturar a construção da resiliência, bem como a conquista do apego e de certa autonomia, fundamentais para o futuro.

Sempre é possível buscar a resiliência, mesmo quando não existirem nos primeiros anos as possibilidades de sua instalação, conforme mostram vários casos que têm evoluído favoravelmente ao longo desses anos. Certas evoluções positivas das díades "mãe-bebê" confirmam o conceito de primeiras relações que Brazelton e Cramer desenvolveram a respeito da elasticidade dos recursos internos e externos nos pais dos bebês. As tendências à autocura e a energia adaptativa são provavelmente mais poderosas nesse primeiro período da vida e da parentalidade do que em qualquer outro momento. O bebê, por sua vez, contém muitas possibilidades, em particular o potencial de interação e competência, e constitui outro fator terapêutico na conquista dessa nova etapa na qual se inscreve a parentalidade.

Histórias de vida assim tão graves, sérias e tristes, com apegos tão incertos e desorganizados, têm profundos efeitos clínicos sobre a personalidade e se transmitem de geração em geração. Entretanto, nossas intervenções terapêuticas apresentaram resultados satisfatórios, confirmando o que destaca Fonagy, citando Fraiberg: "História não é destino".

REFERÊNCIAS

BRAZELTON, T. B.; CRAMER, B. *Les premières liens*. Paris: Stock Laurence Pernoud, 1990.
FONAGY, P. Psychoanalytic and empirical approaches to developmental psychopathology: can they be usefully integrated? *Journal of the Royal Society of Medicine*, v. 86, p. 577, 1993.
FRAIBERG, S. H., ADELSON, E., SHAPIRO, V. Ghosts in the nursery: a psychoanalytic approach to the problem of impaired infant-mother relationships. *Journal of the American Academy of Child and Adolescent Psychiatry*, v. 14, n. 3, p. 387-422, 1975.
LEBOVICI, S. *A l'aube de la vie*. Paris: Multimedia, 1999.
SOLIS-PONTON, L. *Ser pai, ser mãe*: parentalidade: um desafio para o terceiro milênio: uma homenagem internacional a Serge Lebovici. São Paulo: Casa do Psicólogo, 2004.

5
O pediatra como agente de saúde mental*

Salvador Celia

São extraordinários os progressos da medicina no mundo de hoje, nas várias especialidades. A pediatria muito tem-se beneficiado das descobertas da tecnologia de ponta, como é o caso do atendimento aos prematuros e recém-nascidos. Todavia, a pediatria não ficou impune às consequências nem sempre positivas, muitas vezes criadas pelos próprios especialistas, como as de origens iatrogênicas.

A complexidade das tecnologias, principalmente as hospitalares, fomentou maior inclinação para uma série de cuidados tecnológicos em detrimento do humanismo médico. Tornou-se cada vez mais difícil agir de forma integral no que diz respeito ao atendimento de crianças, adolescentes e suas famílias.

O atendimento das necessidades humanas foi diminuindo e, em alguns casos, não cresceu em ritmo de acompanhar o "progresso" dos novos tempos. Essa "humanização" depende cada vez mais do acesso aos conhecimentos psicológicos, psicossociais para o bom atendimento de um indivíduo, desde o início de sua vida.

É necessário acreditar que todos os indivíduos, além de uma história biológica, nomeadamente genética, também têm necessidade

---

* Capítulo do livro CELIA, S. O pediatra como agente de saúde mental. In: FERREIRA, J. P. *Pediatria:* diagnóstico e tratamento. Porto Alegre: Artmed, 2005.

de se inscreverem em uma história relacional, sem a qual não existe para eles a possibilidade de filiação, ou afiliação. O conhecimento da "árvore da vida", de seus mandatos transgeneracionais, o desenvolvimento do apego e a capacitação da resiliência são condições indispensáveis para entender a criança e, consequentemente, encaminhar o seu correto atendimento.

Essa visão necessitará cada vez mais ser amplificada, a ponto de termos uma dimensão além da família, incluindo a própria visão comunitária, na qual damos ênfase à vida escolar e às instituições existentes em cada localidade. Referendamos Nelson Mandela em sua célebre frase: *It takes a village to raise a child*: é necessária uma comunidade para se educar uma criança! Tudo isso traz ao pediatra responsabilidade e poder imensos, pois a ele está atribuído o papel de cuidar do hoje e do futuro, da criança e do adulto, em suma, da própria sociedade em que vivemos.

Esta é a "missão", entendo eu, reservada à nova pediatria: a adaptação do antigo ao moderno da tecnologia e aos papéis em constante mutação das pessoas na comunidade. Quase não existe mais a grande família; hoje vivemos tempos da família nuclear; outras vezes, expressivos 30% das famílias são monoparentais, devido ao alto número de separações; e a presença da mulher no mercado de trabalho é cada vez maior. Como fica a visão da tradicional mãe, ama ou babá na sociedade atual? Como enfrentar esses novos tempos? São os desafios aos quais a nova pediatria terá que se adaptar.

Novos estudos nos mostram as consequências dos antigos problemas, e os novos tempos revelam novas patologias decorrentes da "cultura que estamos vivendo". As várias formas de violência, como a social, em suas várias ramificações, como a fome, o abuso, a negligência, trazem estresse aos bebês.

A CAPACITAÇÃO

Penso que, na verdade, a capacitação para a pediatria deveria começar nos primeiros anos da faculdade de Medicina. Deveria ser não um apanágio aos futuros pediatras, mas sim para todos os médicos conhecerem a visão integrada do crescimento e do desenvolvimento humano inserido dentro do ecossistema onde vivemos.

Em nosso meio, participamos de uma experiência no curso de Medicina da Universidade Luterana do Brasil (Ulbra) desde 1996, onde, a partir do ingresso na faculdade, os estudantes participam do ciclo da vida durante oito semestres, tendo a oportunidade de viverem a experiência de cuidar de uma família, com ênfase na relação mãe-bebê.

Outra experiência foi a realizada em nível de pós-graduação, em um curso de Saúde Mental de dois anos de duração, com 200 horas de práticas, cuja ênfase é a capacitação do pediatra inserido numa equipe de saúde mental, quer em nível de saúde pública ou privada.

Nesse curso, foram avaliados os resultados em nível de empatia (escala de Davis), observações filmadas de entrevistas mães-crianças e preenchimento de formulários médicos. Foram significativos os resultados quanto à melhor interação dos pediatras com a família, especialmente com o pai, ou a criança. Igualmente, é de se salientar o escore de empatia aumentado, principalmente ao finalizar o segundo ano do curso. É interessante observar que a "empatia" pode ser melhorada, mas que necessita de mais tempo, mais experiências e mais sensibilização.

Foram usadas técnicas dramáticas (teatro), supervisões, leituras, discussões de filmes que certamente muito colaboraram para os melhores resultados. É de se salientar que pediatras que procuram tal formação, de alguma forma, já apresentam uma especial sensibilidade, que só se desenvolverá com o andamento do curso. Nesse curso, as "aulas" eram dadas em forma, de seminários; no grupo de 12 pessoas, muitas discussões sobre técnicas de entrevistas foram usadas observando-se as próprias gravações em vídeos dos alunos.

Todos esses 20 anos de dedicação a essa capacitação nos levam a pensar se devemos formar pediatras comportamentais ou simplesmente fornecer conhecimentos para os pediatras em geral. Pensamos que é extremamente válido que os pediatras sejam "generalistas", pois compreender o ser humano e suas intenções será uma ferramenta que muito lhes ajudará a melhor desempenhar sua tarefa.

Caso o pediatra se dedique a ser um pediatra comportamental, penso que deveria especializar-se e buscar o entendimento de sua participação, ou seja, até onde será de sua alçada, do psicólogo ou do psiquiatra o atendimento de cada caso.

Tal situação deverá ser muito entendida pelo pediatra, pois se ele tiver condições para interacionar com as crianças, com os familiares, ele sem dúvida é o profissional mais indicado para oferecer a continência, o suporte para as famílias. Tendo os conhecimentos necessários, ele poderá avaliar até onde poderá chegar, e, no caso de encaminhamento, será crucial conhecer o momento exato e o modo de como fazer para não gerar iatrogenia com graves consequências para os pacientes. Igualmente, ao lidar com a normalidade, podendo ser escolhido pelos pais, o pediatra passa a ser o profissional de que a família necessita para estabelecer vínculos embasados em segurança, confiança e atenção.

Vejamos, por exemplo, algo muito sério, verdadeiro problema de saúde pública, lamentavelmente não encarado assim ainda em todo o mundo. Refiro-me à depressão pós-parto, que chega a ocorrer em camadas mais desfavorecidas em 25 a 30% (Celia, Halpern, Cavalcanti) das mulheres, trazendo sérias consequências para o desenvolvimento de crianças, adolescentes e futuros adultos. Ocorrendo nem sempre claramente nos primeiros dias após o nascimento, mas sim às vezes até o final do primeiro ano de vida e, por vezes, de forma "mascarada", essa mãe não é mais vista pelo obstetra ou outro profissional da saúde, a não ser pelo pediatra.

Recentemente, o *British Medical Journal* (novembro de 2003) trouxe no editorial "Treatment of Post Natal Depression" um alerta aos pediatras. Em estudo de 214 mulheres que levaram suas crianças à clínica pediátrica, 86 apontaram altos níveis de sintomas depressivos, considerados dentro dos índices dos sintomas psiquiátricos. Todavia, o editorial aponta que somente 29% delas foram identificadas como depressivas pelo pediatra.

Gostaria também de citar outras dificuldades que as crianças atravessam, por exemplo, a enurese e o déficit de atenção. O estudo integrado muito auxiliará o pediatra a entender o significado do sintoma, uma vez que nem sempre o esbatimento dele poderá trazer a "cura". Refiro-me que muitas doenças, não só mentais, são multifatoriais, e o pediatra que não fizer uma boa avaliação, que inclua a história da criança e da família, poderá não ajudá-las. Sabemos também que os sintomas se deslocam e, às vezes, causam consequências mais graves que as conhecidas, podendo o paciente se aliviar da enurese e passar a ter um quadro psicopatológico mais grave.

Também aqui o conhecimento de psicofármacos é de extrema validade. Sabe-se de excessos cometidos com o uso da imipramina para enurese sem ter sido feito o acompanhamento com eletrocardiogramas dos pacientes. No momento, a literatura psiquiátrica comportamental dá crescente ênfase ao transtorno de déficit de atenção. Há 30 anos, se falava do uso indiscriminado de pedidos de eletroencefalogramas; hoje estamos vendo a recomendação exagerada do uso de anfetaminas. Resolve-se o problema da professora, do colégio, dos pais e dos alunos com o uso dos anfetamínicos.

Na maioria das vezes, no grande público parece existir o consenso implícito que visa excluir a grande complexidade, deixando de lado as estratégias pluridimensionais que dão eco aos modelos polifatoriais e que levam em conta os fatores endógenos e exógenos. Refazer a história do problema, precisar os sentimentos e suas funções não constituem uma atitude acadêmica, intelectualizante ou puramente contemplativa; isso tudo entendido nos dá chance de escolher terapêuticas e de se condicionar a natureza (Golse, 2003). Igualmente, estudos americanos de *follow-up* demonstram que não melhoraram as condições de socioadaptabilidade em adolescentes tratados com ritalina na infância.

ESBOÇO DE UM ROTEIRO

Para concluir, gostaria de salientar algumas recomendações para o bom exercício da pediatria, que não diferem das necessidades de todos os médicos:

a) criar aliança terapêutica com o uso da **empatia**;

b) compreender os **sintomas**;
c) compreender os *touchpoints*;
d) usar terapias de **suporte**, continência e reforço; e
e) ser agente de **prevenção**.

Em todos os casos, é essencial criar uma aliança terapêutica não só com os pacientes, mas também com os pais, que, na sua maioria, apesar das dificuldades, querem ser os melhores possíveis. Para isso, a "arte" de escutar, de olhar e de respeitar é fundamental. Trabalhos constatam que, com 17 segundos após a queixa principal, os médicos interferem nos relatos dos pacientes. Na verdade, a arte de escutar já começa pelo telefone na marcação da consulta ou no atendimento da secretária.

No consultório, o uso de brinquedos, de material de expressão (lápis, giz de cera, canetas, cola, massinha) ou de dramatização (fantoches) será de muita valia para uma boa interação durante a entrevista. A coleta da boa anamnese, atual e passada, conhecer a "árvore da vida" de cada pessoa, o significado do nome de cada indivíduo, as expectativas dos pais, os desejos, tudo isso poderá ser colhido se não houver pressa.

É crucial o trabalho em equipe, não só com o pessoal da saúde, mas também com a educação, com os professores, nas visitas às creches e escolas e na participação comunitária, com as organizações não governamentais (ONGs), com os jovens, com as associações de moradores, com os clubes de serviço, entre tantas possibilidades.

Melhorar nossa **empatia** consiste em "colocar-se na pele do outro", preciosa ferramenta na difícil arte de entrevistar.

Tentar compreender "o significado, a origem, as consequências dos **sintomas**" nos deixa mais bem preparados; nos casos difíceis é possível apresentar novos vínculos e figuras de apego, que antes não trouxeram experiências de interações seguras.

Conhecer os *touchpoints* (momentos críticos) ensinados por Brazelton nos ajuda a saber o que esperar em cada etapa do desenvolvimento, com seus progressos, vicissitudes e regressões.

Pensarmos e agir sempre como portos seguros, de proteção, **suporte**, voltados para o lado positivo, mesmo que seja pequeno, mas que todos têm. Com os pais, é preciso lembrarmos sempre de melhores momentos de interação, em vez de criticarmos e usarmos da função de juiz que não condiz com a medicina. Cabe-nos sermos fortes e firmes, até mesmo "advogados", na proteção das crianças e das famílias quando as situações assim nos exigirem.

Enfim, é melhor sermos agentes de **prevenção**, pois antes prevenir que curar.

E isso, entre todas as especialidades, é o pediatra que melhor pode executar.

REFERÊNCIAS

BRAZELTON, T. B. *Touchpoints for anticipatory guidance in the first three years*. Reading: Addison-Wesley, 1995.
CAVALCANTI, O. et al. Observação de bebês na graduação médica. *Arquivos Médicos*, Canoas, v. 2, n. 1, p. 29-37, 1999.
CELIA, S. et al. *Comunicação "avaliação de um curso de saúde mental para pediatras"*. Genebra: [s.n.], 1999.
GOLSE, B. *Comment devons-nous traiter l'hyperactivité avec déficit de l'attention?* In: CONGRESSO ESCAP, 2003, Paris. Paris: [s.n.], 2003. Comunicação oral.
GOLSE, B.; SOLAL, J. *No início da vida psíquica*. Lisboa: Instituto Piaget, 2002.
HENDRICK, V. Treatment of postnatal depression. *British Medical Journal*, v. 327, p. 1003-1004, 2003.

Parte 2

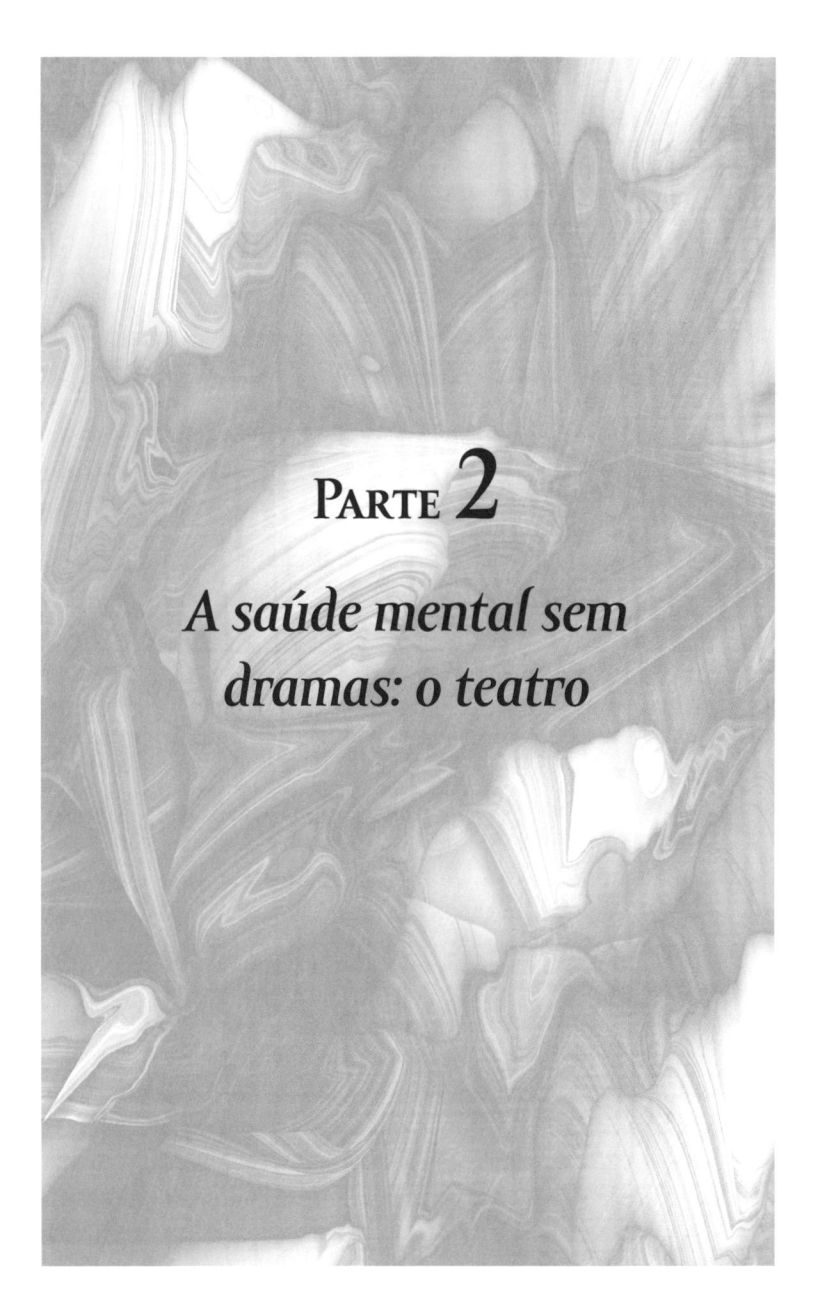

A saúde mental sem dramas: o teatro

# 6

O teatro como fator de mobilização da comunidade*

Salvador Celia

Canela é conhecida há muito como deslumbrante estância serrana que abriga em seu município lindas paisagens, entre elas a famosa Cascata do Caracol, cujo parque, depois de Foz do Iguaçu, é o segundo mais visitado no País.

Em revistas, livros, guias turísticos e até mesmo nas estradas, encontram-se frequentes referências, chamadas, informações e anúncios que apregoam as belezas e outros atrativos que o município oferece.

Nos últimos anos, entretanto, Canela passou a ser incorporada ao mapa turístico brasileiro com uma nova conotação, ou seja, passou a ser reconhecida também como a "Cidade do Teatro". E essa conquista e ampliação do seu próprio espaço cultural estendeu-se para além das fronteiras do Estado, alcançando o restante do País e até mesmo as regiões do Prata.

Que milagre foi esse, que transformação foi essa, que mágica aconteceu é o que se pergunta qualquer visitante, qualquer observador científico dos fenômenos sociais e mesmo qualquer habitante dessa comunidade. Essa "coisa fantástica", assim definida pelo governador do Estado, na época Pedro Simon, que prestigiou

---

* Trabalho apresentado em congresso no ano de 1990.

e viu nascer o evento, enfatizado como "lição de arte, de cultura e de expressão popular".

Entender o que aconteceu e com certeza permanecerá acontecendo em Canela não é tarefa das mais fáceis. Mas por ter participado ativamente de tantos acontecimentos, desde a criação do festival de teatro, tentarei dar uma visão, mesmo particularizada, desse fenômeno.

A verdade é que o teatro foi o grande fator mobilizador de toda a comunidade canelense, antes conhecida por sua passividade em relação aos acontecimentos culturais. Era comum ouvir-se dizer: "em Canela as coisas nunca dão certo" ou "em Canela, é só por curto tempo". Certamente tais mensagens tinham a ver com o que ocorria na vizinha Gramado, que alcançara repercussão nacional por seus eventos, entre eles, o mais famoso de todos, o de cinema, que consagrou definitivamente a cidade.

Vivendo essa perspectiva histórica, social e cultural de acomodação, como poderia Canela transformar sua trajetória, seu próprio destino? Ou melhor dito, como transformar a personalidade já *assumida* de uma cidade, de um povo com autoestima tão baixa?

Parece-me paradoxal, mas tudo se preparava para uma modificação, pelo menos em termos de espera inconsciente. Canela precisava fazer algo diferente, seu, para também, como ocorre com as pessoas, achar o seu próprio caminho, sua personalidade. Os exemplos de Gramado, vividos tão próximos, poderiam trazer um embalo, servir de estímulo a todos. Paradoxalmente, o cenário estava preparado, os astros desejosos de entrar em cena. Mas faltava a viabilização do "fantástico".

Para tentar entender o que ocorreu, torna-se necessário conhecer um pouco o povo de Canela, sua organização social, suas possibilidades e dificuldades. Canela impressionou-me pela organização de seu povo, distribuído em associações de bairros que perfazem, hoje, 18. A maioria delas revelava grande vontade de realizar trabalhos nas áreas da educação, saúde, lazer, visando a melhorar a qualidade de vida do seu bairro. Havia experiências já reconhecidas, de grande importância, dentre as quais a do bairro

Canelinha; de todas elas sobressaía-se, em comum, um grande sentimento de solidariedade.

Pude assim perceber, aos poucos, que essa gente, esse povo, tinha raízes sólidas, com base em valores humanos nobres, entre eles o respeito, a educação, o trabalho, a religião, a saúde; enfim, elementos essenciais para a formação humanística.

Por entender cultura não como componente autônomo do sistema social, mas como forma de vida, jeito de expressão e de ser de uma pessoa, de uma coletividade, senti que a comunidade de Canela ansiava por um espaço peculiar e próprio para se expandir. Acredito, como Cortázar, que a cultura está presente em cada iniciativa, cada realização popular; cultura não é privilégio dos que escrevem muito bem ou cantam ou pintam muito bem: é algo que explode em milhões de pedaços que se recompõem numa síntese cada vez mais visível e que comporta igualmente milhares de vontades, de sentimentos, de opções e de atitudes. Alguém poderia dizer que essa tentativa de descrição não parece suficientemente precisa: é justamente o tipo de crítica que poderia fazer um homem "culto" no sentido acadêmico do termo, para quem cultura é, antes de tudo, uma difícil aquisição individual, o que naturalmente reduz o número de quem a possui e, além disso, os distingue claramente de quem não teve acesso a ela. É preciso, portanto, entender melhor a proposta e evoluir na compreensão desse conceito.

O interesse, a mobilização pelo teatro em Canela é um índice claríssimo dessa necessidade inconsciente de achar um espaço para o povo mostrar seus valores, seu ser, sua personalidade. Tal afirmativa foi corroborada por um diretor de teatro, um oficineiro que, ao ser contestado por um aluno adolescente sobre o que achava do teatro feito por eles, pediu tempo e disse: "Vocês me deixam tão louco aqui, porque fazem teatro como quem anda de *skate* ou joga futebol. Eu pensava ensinar teatro, mas hoje reformulei meus métodos e aprendo também com vocês".

Mas a história do teatro de Canela está muito ligada à educação, à escola. Há anos o teatro era usado como forma didática, e era comum a realização de gincanas e festivais, sendo o da Escola Cenecista o mais prestigiado e famoso. A juventude, o magistério, a escola entram, pois, como componentes para, somando-se a outros, fazer o verdadeiro caldo de cultura que levou à eclosão do fenômeno de Canela.

Em 1983, quando começamos a trabalhar junto à comunidade, percebemos com o Comitê de Estudos sobre a Adolescência que "a vida deles não diferia muito das demais cidades interioranas do Brasil"; ou seja, viviam com poucas opções de lazer, como atividades esportivas e jogos de salão, entre eles o bilhar. Entretanto, havia dois acontecimentos diferenciadores ligados à juventude que eram indícios de sinais vitais: os grupos formadores dos blocos carnavalescos que preparavam o carnaval de rua da cidade e a organização Sociedade Organizadora dos Jogos Estudantis da Primavera (SOJEP), que programava os jogos estudantis, em nível estadual, realizados sempre em setembro de cada ano.

Na estrutura de vida sociopolítica de Canela existe o Conselho Comunitário, órgão ligado ao poder executivo que, voluntariamente, ajuda o prefeito na busca de soluções para os problemas da comunidade. Composto de 13 conselheiros, representativos de várias camadas ou órgãos em que a comunidade se organiza e divide, visa também a oferecer sugestões para a melhoria da qualidade de vida dos canelenses. Foi dentro desse conselho, que por sua natureza já representava a comunidade, que nasceu a proposta de fazer um festival de teatro. À semelhança do próprio conselho que o gerava, o festival não poderia ser elitista, mas sim representativo de todos os segmentos da sociedade.

A proposta foi rapidamente aceita, todos entendiam a necessidade de se fazer algo para e por Canela. Mas por que teatro? Afinal, anos atrás, já houvera a realização de um festival de artes cênicas que, após duas versões, não fora adiante. E então, por que repetir a tentativa? Sentiu-se que, desta vez, seria diferente: um festival comunitário diverso, na própria concepção, do extinto "Teatro Amador". Haveria, finalmente, um espaço para a comunidade mostrar sua cultura, seu modo de viver. Ficou estabelecido que depois teríamos uma fase profissional, que deveria ser muito modesta, pelas próprias dificuldades da proposta, pelo ânimo dos munícipes e dos administradores da cidade.

Com muitas discussões e temores pelo fracasso, a proposta comunitária foi em frente. Importante, naquele momento, o apoio do ator e dramaturgo Gianfrancesco Guarnieri, que, quando consultado, meio atônito com a moção, resolveu investir seu prestígio, sugerindo a criação de "oficinas de teatro", no seu entender, forma mais democrática de socializar o saber teatral. Encantou-lhe a ideia global da proposta de Canela, um teatro do povo e para o povo.

Foi nessa ocasião que o festival passa a ser realizado, com o apoio do Conselho Estadual de Desenvolvimento Cultural do Estado e, principalmente, de seu secretário executivo, Prof. Jorge Carlos Appel, que não só acredita na proposta, como a amplia e viabiliza sua realização. Canela passa então a preparar-se para o Festival: as pretensões são maiores, crescem as necessidades; ressurgem críticas e dúvidas.

Por meio de um mutirão fantástico, autoridades e comunidade conseguem, unidas, transformar o cinema em cineteatro. Lances empolgantes, momentos de descontração e riso fizeram desse acontecimento algo de peculiar e único. A queda da nova cortina do palco, por exemplo, minutos antes da abertura do Festival, atesta esse saudável amadorismo, tantas vezes criticado, mas sinal eloquente de manifestação de vida. Aquela noite em que os voluntários operários da comunidade, provenientes das mais diversas ocupações, trabalharam e sofreram juntos, ainda vestidos com suas roupas de trabalho não usuais para uma cerimônia de inauguração teatral, coroou, em termos comunitários, todo esse esforço de mobilização da cidade.

Ao chegarmos à terceira edição do Festival, hoje respeitado como grande acontecimento cultural do País e da parte sul de nossa América, todos são unânimes em dizer que Canela é diferente. O movimento comunitário em torno do Festival, que a todos impressiona, é, sem dúvida, o grande fator de sucesso do evento. Essa mobilização que, como vimos, teve sua história, será bem-sucedida enquanto forem respeitadas as bases que lhe deram origem, bases essas solidamente edificadas nos valores humanísticos da cultura.

Alia-se a isso a própria magia do teatro, essa arte que se confunde com a vida, com a personalidade de cada um e da própria cidade. O troféu do Festival, em uma feliz escolha, recebeu o nome "PERSONA", o qual significa máscara e personagem. O teatro, sendo como a vida, é de todos, de cada um, da família, da escola, do grupo de adolescentes, do clube, da associação, do excepcional, do idoso.

Meus votos, portanto, são de que possamos continuar com nossa vida, nossa cultura, nossa saúde e nossa educação. E que possamos continuar usando o teatro para manifestar tudo isso. Canela e seu povo têm hoje muita saúde: sua autoestima está elevada. A peça teatral *Canelinha, morte e vida* é mais que um exemplo: é uma lição de vida. Ilustra o modo de viver de uma comunidade que se tornou mais democrática e menos injusta. *Canelinha, morte e vida* reconta e recompõe a história de uma transformação.

7

Criatividade e espaços lúdicos: sua importância no desenvolvimento humano[*]

Salvador Celia

O desenvolvimento é visto por muitos autores como um "processo" contínuo, dialético e ascendente que tem, em síntese, o homem enquanto forma, enquanto pessoa que se apresenta, a cada momento, acabado, completo, satisfeito e feliz. A antítese seria o mesmo homem inacabado, incompleto, insatisfeito, infeliz.

O homem é, sob muitos aspectos, produto da sociedade, do ambiente, e sua felicidade (saúde) ou infelicidade (doença) tem muito a ver com suas interações, sua sociabilidade, sendo primordiais, principalmente, as que ocorrem nas primeiras etapas da vida, como a lactância, a infância e a adolescência. Essas interações possibilitarão ao homem ser criativo em maior ou menor intensidade, ou seja, "mais saudável" ou "menos saudável". A busca do *Homo ludens*, criativo, se desenvolverá pelas capacidades naturais e pelas oportunidades oferecidas para potencializar essas capacidades.

No momento em que, como cidadão e técnico da saúde, vivo num mundo em que a violência é a referência, torna-se imponente a necessidade de nos voltarmos para os valores humanísticos existentes nas pessoas e, por consequência, nas comunidades. Nossa sociedade, não só do Terceiro Mundo, vive em estado depressivo.

---

[*] Trabalho apresentado em Montevidéu no ano de 1994.

Esqueceram-se nossos governantes de que o principal fator de desenvolvimento de um povo é a "sua gente". Somente cidadãos de pensamento criativo, autônomo, original, flexível e imaginativo poderão produzir as condições necessárias que permitam ser efetivamente livres, na realidade comum aos países do Terceiro Mundo.

Se esperarmos viver não só cada momento, mas ter uma verdadeira consciência de nossa existência, nossa maior necessidade e mais difícil realização será encontrar um significado em nossas vidas. É bem sabido que muitos perderam o desejo de viver, e pararam de tentá-lo, porque tal significado lhes escapou. Uma compreensão do significado da própria vida não é subitamente adquirida em certa idade, nem mesmo quando se alcança a maturidade cronológica. Ao contrário, a aquisição de uma compreensão segura sobre qual pode ou deve ser o significado da vida é o que constitui a "maturidade psicológica". E essa realização é o resultado final de um longo desenvolvimento: a cada idade buscamos e devemos ser capazes de encontrar alguma quantidade módica de significado congruente com o "quanto" nossa mente e compreensão já se desenvolveram.

Ao contrário do que diz o mito antigo, a sabedoria não irrompe integralmente desenvolvida como Atenas saindo da cabeça de Zeus: ela é constituída por pequenos passos a partir do começo mais irracional. Apenas na idade adulta podemos obter uma compreensão inteligente do significado da própria existência neste mundo, a partir da própria experiência nele vivida.

Infelizmente, muitos pais querem que as mentes dos filhos funcionem como as suas, como se uma compreensão madura sobre nós mesmos e sobre o significado da vida não tivesse que se desenvolver tão lentamente quanto nossos corpos e mentes.

Hoje, como no passado, a tarefa mais importante e também mais difícil na criação de uma criança é ajudá-la a encontrar significado na vida. Muitas experiências são necessárias para se chegar a isso. A criança, à medida que se desenvolve, deve aprender passo a passo a se entender melhor: com isso, torna-se mais capaz de entender os outros e, enfim, consegue se relacionar com eles de forma mutuamente satisfatória e significativa.

Para encontrar um significado mais profundo, devemos ser capazes de transcender os limites estreitos de uma existência autocentrada e acreditar que daremos uma contribuição significativa para a vida, se não imediatamente agora, pelo menos em algum tempo futuro. Esse sentimento é necessário para uma pessoa estar satisfeita consigo e com o que está fazendo. Nossos sentimentos positivos dão-nos força para desenvolver nossa racionalidade: somente a esperança no futuro pode sustentar-nos nas adversidades que encontramos inevitavelmente. A esperança é a força necessária para nos mantermos "vivos".

Em minha prática como psiquiatra de crianças, adolescentes e de comunidade, estou convencido de que se essas pessoas fossem criadas de um modo que a vida fosse significativa para elas, teríamos pessoas muito mais saudáveis e felizes.

Hoje, com os inúmeros estudos realizados e citados na literatura, acompanhados de minhas vivências, trato de deduzir e me confrontar com as experiências mais adequadas para promover, nas crianças, a capacidade de encontrar sentidos e dotar a vida de mais significados.

Em primeiro lugar, vem a construção de uma base segura, a qual somente ocorre quando desenvolvemos o apego, que, sabemos, tem muito a ver com o que Bowlby nos referiu: o impacto dos pais, dos cuidadores, do ambiente e também, é claro, do bebê sobre esse ambiente. Em segundo lugar, vem nossa herança cultural, nosso jeito de viver, de sentir, de fazer, de criar, de transmitir nossas crenças, nossos hábitos, nossas potencialidades.

Com isso, chego à conclusão de minha ideia ao definir o ser humano: um ente biopsicossocial ambiental e político. O "bio" para mim representa o biológico, mas gostaria de acrescentar também o biográfico, a história de cada um, história de sua vida, de seus antepassados (familiar e comunitário), incluindo aqui o inconsciente coletivo e o de cada um, ou seja, como foi criado por seus pais, avós; o psicossocial representa as capacidades mentais do ser humano, que necessita e muito da interação social; o ambiental representa sua cultura, seu ambiente (criativo ou não), suas influências; e, finalmente, o político envolve o fato de nascermos com direitos e responsabilidades assegurados por leis.

O estado de ser cidadão e ter autoestima depende de como essas variáveis se formaram e hoje se encontram; em consequência disso, sua saúde estará mais forte ou mais vulnerável dependendo do estágio que conseguiu adquirir primordialmente nos primeiros anos de vida. Como se vê, ser saudável depende em muito da cultura em que vivemos desde o início das nossas vidas. Se essa cultura foi facilitadora de vivências criativas, construímos um "eu" mais firme, com autoestima, com cidadania. Enfim, ter cultura é ter saúde.

Essa criatividade tão necessária e fundamental para nossas vidas e nossa saúde, desenvolvida nos primeiros anos, é sumamente esclarecedora das ideias de Winnicott quando aborda a relação mãe(ambiente)-bebê e suas influências no desenvolvimento da personalidade. Refiro-me aos estudos da assim chamada área da ilusão, que tem a ver com sua onipotência, suas limitações necessárias e os conceitos de espaço intermediário entre realidade externa e interna, áreas em que a fantasia e a realidade se encontram e se tornam uma só, em que a onipotência é vivenciada. Por meio dessa área, o mundo interno e o externo continuam a se superpor, de modo que aquilo que o bebê descobre no mundo externo, à medida que se torna "não eu", ele também cria. Essa área de ilusão, também denominada por Winnicott de espaço potencial, é a área na qual nossa criatividade, nossos espaços lúdicos, nossa cultura, nossa arte, nossa religião irão atuar e serão vivenciados.

Os jogos iniciais do bebê com sua mãe e com ele mesmo – o olhar, o tocar, o colocar o polegar na boca, o acariciar o rosto com movimentos de pronação e supinação do antebraço – são muito estimulantes para entendermos essa representação. A boca é então ativada em relação ao polegar, mas não em relação aos dedos. Os dedos, acariciando o lábio superior, ou outra parte do rosto, podem se tornar mais importantes do que o polegar que ocupa a boca. Além do mais, essa atividade de acariciar pode ocorrer sozinha, sem a união mais direta polegar-boca.

Outras vezes, o bebê, com a outra mão, coloca um objeto externo, digamos parte de um lençol ou de um cobertor na boca, juntamente com os dedos, ou de outra forma, o pedaço de pano é segurado e chupado, ou não chega a ser chupado; colocamos uma série de jogos, atividades dos bebês, acompanhados de sons, de balbucios, ruídos, que fazem parte deste "teatro de operações", que nos fazem supor que o pensamento, ou o fantasiar, vincula-se a essas experiências funcionais. Os chamados fenômenos transicionais, muitas vezes usados pelos bebês na hora de adormecer, funcionam como defesa contra a ansiedade, especialmente a do tipo depressivo. Tal fenômeno, muitas vezes visto num objeto, será transformado no objeto transicional. Isso tudo por volta dos 4 a 6 meses, indo até os 12 meses.

Desses estudos, emerge a noção de brincar. Esse "brincar preocupado" é visto como extensão dos fenômenos transicionais, pertencendo também ao espaço potencial entre o eu individual e o ambiente. Talvez ninguém tenha estudado tanto o ato de brincar e as relações das atividades lúdicas com a saúde mental quanto Winnicott. Diz ele que o brincar mostra o quanto essa criança é capaz de desenvolver um modo pessoal de vida e, finalmente, de tornar-se um ser humano total, desejado e aceito pelo mundo.

Sabendo que o espaço potencial é onde o brincar se desenrola, esse espaço nos parece muito mais do que uma área onde a ilusão da onipotência existe. É na experiência satisfatória de brincar que desenvolvemos nossa criatividade, a qual, ao lado do desenvolvimento cognitivo, permite ao indivíduo alcançar a independência para engajar-se em intercâmbio significativo com o mundo, processo de mão dupla em que o autoenriquecimento alterna com a descoberta do significado no mundo das coisas vistas.

Portanto, para o indivíduo, o espaço potencial é a área de toda a experiência satisfatória mediante a qual pode alcançar "sensações intensas" pertencentes aos "anos precoces" e, assim, a consciência de estar vivo. Tal experiência pertence à vida diária; olhar um quadro, ouvir música, compartilhar uma anedota, assistir a um jogo de futebol, vestir-se para ocasiões especiais. Na realidade, qualquer atividade pode vir a pertencer a essa área, desde que seja colorida pela criatividade do indivíduo.

É tão somente no brincar que a criança ou o adulto é capaz de ser criativo e de usar toda a personalidade, e é apenas sendo criativo que o indivíduo descobre o eu. Vinculado a isso, temos o fato de que somente no brincar a comunicação é possível. É no "espaço potencial" que ocorre a comunicação significativa.

É sumamente enriquecedor citarmos os estudos decorrentes das experiências e vivências de Eduardo Pavlovsky, no extraordinário livro *Espacios y creatividad*. O autor narra a história de um espaço lúdico, onde busca suas raízes para entender seu trabalho como psicoterapeuta de crianças e adolescentes. Revivendo suas experiências com seus familiares no jogo de futebol de botões, de modo magnífico nos descreve e faz entender o que é o processo criativo, envolvendo termos como movimento, mitos, ação grupal, crença, loucura, imaginário, saúde e espaços lúdicos.

Diz Pavlovsky: não se pode jogar pela metade; se se joga, se joga para valer. Para jogar, temos que nos apaixonar; para nos apaixonarmos, temos que sair do mundo do concreto; sair do mundo do concreto é introduzir-se no mundo da loucura; do mundo da loucura há que se aprender a entrar e sair. Sem introduzir-se na loucura, não há criatividade, sem criatividade se burocratiza, se torna homem concreto. Repete palavras de outrem. Tanto as ideias de Pavlowsky (o potencial criativo dos espaços lúdicos, a forma de expressar o fenômeno lúdico e sua relação com o instrumento criador posterior) quanto as ideias de Winnicott (o jogo é bem mais que um intento de elaborar situações traumáticas) são estimulantes.

Já há alguns anos trabalhamos vivências ligadas a criatividade, autoestima, saúde e cultura em atividades comunitárias, muitas delas desenvolvidas em populações muito carenciadas. Refiro-me às atividades ligadas ao teatro, principalmente, realizadas no Festival de Teatro de Canela e no Projeto Vida, em Porto Alegre.

A primeira experiência trouxe-me a possibilidade de avaliar o uso da criatividade, do potencial lúdico das pessoas (crianças, adolescentes, adultos, terceira idade), talvez mais embasados no processo secundário, todavia sem perder as características também de conteúdos de um processo primário. Refiro-me à expressão "processo secundário" por ser uma experiência compartilhada de sentimentos e emoções grupais, uma experiência mais egoica, pois nós mesmos, organizadores e participantes, na condição de "atores", éramos os "lutadores" para a organização dos eventos. É evidente que o desenvolvimento do imaginário a serviço da criação está também a serviço da criação no teatro, mas de qualquer forma os resultados surpreendentes obtidos valorizam muito a participação egoica.

Nesse sentido, tivemos uma experiência ímpar em Canela, tida como cidade linda, cheia de recursos turísticos, natureza privilegiada, mas com população de baixa autoestima, principalmente quando comparada com a famosa Gramado, distante 8 km (onde há o Festival do Cinema). Os eventos, quando ocorriam em Canela, morriam na primeira edição. Seus jovens queriam abandonar a cidade sem atrativos, sem "astral", sem futuro, em meio à cultura da desesperança.

Foi quando resolvemos organizar, junto a um grupo de professores, estudantes, líderes comunitários e políticos, um festival comunitário de teatro ligado a um festival profissional. O incrível é que nem teatro havia na cidade. Sabedor da experiência dos professores de Canela com aulas de teatro e de que passavam essas ideias para os adolescentes, resolvi, sob a incredulidade geral, apresentar uma proposta cultural que passou a ser também de vida, emoções, criatividade, saúde.

Surgiram vários grupos, operários, estudantes, famílias, tornando o Festival um sucesso e passando a ser a "encantaria da cidade", ou o fator mobilizador da comunidade. A cidade se animou e pareceu mostrar a sua "alma". Jovens melhoraram suas condutas (antidroga, antidepressão) por conta do surgimento na cidade de vários grupos e atividades, como ecológicas, turísticas, culturais e educativas, mostrando o renascer, o potencial de cada pessoa da comunidade canelense. Cada um passou a criar, mostrar força para enfrentar os desafios e melhorar a autoestima. "Pobre também é gente e pode participar disto", dizia um modesto líder comunitário que se mostrava feliz, pois com o teatro voltaria a "esperança" de que alguma coisa poderia ser feita.

A segunda vivência é a ligada ao Projeto Vida, dedicado à população carenciada, incluindo-se mulheres, bebês, crianças, adolescentes, adultos, terceira idade e portadores de necessidades especiais (retardo, problemas físicos, psicóticos). O projeto embasado nas vivências e nas atividades intersetoriais – cultura, saúde, educação, esporte, ciências e tecnologia, apoio jurídico – destinava-se ao resgate da cidadania, do eu, da autoestima.

Desde o início, uma vez localizado seu espaço físico, foi chamada a comunidade (clubes de mães, associações de moradores, sindicatos, igrejas, etc.) para participar. O resgate da cidadania passava pela ideia de se criar um "espaço" mais do que físico, um espaço para se buscar o lúdico, o criativo, a saúde dentro do respeito à cultura de cada um, que potencializasse a energia vital que cada ser tem, mesmo que em condições adversas, principalmente quando vivemos a cultura da desesperança.

Uma antiga fábrica de cerâmica, desativada, destinada a ser uma prisão, transformou-se no Centro de Vida, frequentado mensalmente por 3 a 4 mil pessoas e onde mais de 50 atividades são desenvolvidas. Dirigido por técnicos e assessorado pela comunidade (aproximadamente 60 entidades) que forma o Conselho Comunitário, o projeto obteve importante alcance social.

A possibilidade de frequentar atividades múltiplas – nas áreas de promoção da saúde e prevenção de doenças, esporte, recreação, lazer, cidadania, expressão e trabalho – dá à pessoa (bebê, criança ou adulto) uma visão mais integral e a sensação de ser contida, de ser atendida nas suas necessidades, de acreditar em si e poder desenvolver seus potenciais.

Um trabalho todo especial busca a valorização de vínculos. Inicia-se pelo atendimento à mulher grávida, aos pais, aos avós, aos potenciais lúdicos de socializar e brincar, por meio de atividades educativas, culturais, esportivas. As comunidades buscam desenvolver a cultura do apego. Ênfase é dada às vivências grupais, às intergerações. Tudo isso faz do Projeto Vida um centro de convivência, que valoriza o humano e funciona como antídoto à violência. A energia que chamamos "social", derivada dessas atividades participativas, grupais, passou a ser a grande responsável pelas mudanças, a verdadeira função catalisadora.

A busca permanente desses potenciais criativos e lúdicos está nos aproximando de juntos construirmos a nossa utopia da cultura de ser gente. Parece, com esses projetos, que estamos conseguindo alcançar algo, e não importa tanto o motivo pelo qual esse algo é feito, mas sim "como" ele está sendo feito. A população carenciada, antes com sintomas depressivos, agora mostra condutas diferentes. Abandonou a desesperança e passou a acreditar no futuro, pois entende que os espaços cedidos são para serem aproveitados por ela e para ela.

No plano individual, notamos posicionamentos mais firmes, muitos deles sedimentados na realização de pequenas atividades artísticas, esportivas e lúdicas que trazem a sensação de ser possível fazer algo. Essas experiências nos mostram que não só as crianças e os adolescentes sofrem esses impactos, mas também os adultos, como no caso do líder comunitário que falava da "volta da esperança". Transformar na fantasia é o primeiro passo para transformar na realidade. Estou de pleno acordo com o artigo "El derecho a la alegria", em que Eduardo Galeano analisa a "tristeza que ele sente de Montevidéu" e sugere uma série de pequenas atividades culturais para melhorar a autoestima e a vida das pessoas, pois essas pequenas coisas, embora não mudem de todo a situação, mostram que é possível se fazer algo.

Ao concluir, citaria a importância que temos como profissionais da saúde, como cidadãos, de participar efetivamente nos processos sociais, buscando sempre a ação de criar e de recriar a nossa "cultura". Essas crianças e esses adolescentes terão um futuro mais esperançoso quando pudermos utilizar os potenciais lúdicos de cada indivíduo, desde seus primeiros anos de vida. Certamente, se ampliarmos nossa lente de observação, chegaremos à conclusão, tal como Betinho (Herbert de Souza), de que um país não muda pela sua economia, sua política e nem mesmo sua ciência: muda, sim, pela sua cultura, pois esta é feita por nós, para nós, e somente nós poderemos transformá-la ou não, para chegarmos à busca do "significado da vida", de ser gente.

REFERÊNCIAS

BETTELHEIM, B. *A psicanálise dos contos de fadas*. Rio de Janeiro: Paz e Terra, 1978.
CELIA, S. et al. *Vida Centro Humanístico*: una experiencia comunitaria en la formacion de vinculos. La adolecencia salud y enfermedad. Montevidéu: Ediciones de la Banda Oriental, 1992.
DAVIS, M.; WALLBRIDGE, O. *Limite e espaço*: uma introdução à obra de Winnicott. Rio de Janeiro: Imago, 1982.
PAVLOWSKY, E.; KESSELMAN, H. *Espacios y creatividad*. Buenos Aires: Ayllu, 1990.
SOUZA, H. O poder transformador da cultura. *Folha de São Paulo*, São Paulo, 27 set. 1993.

PARTE 3

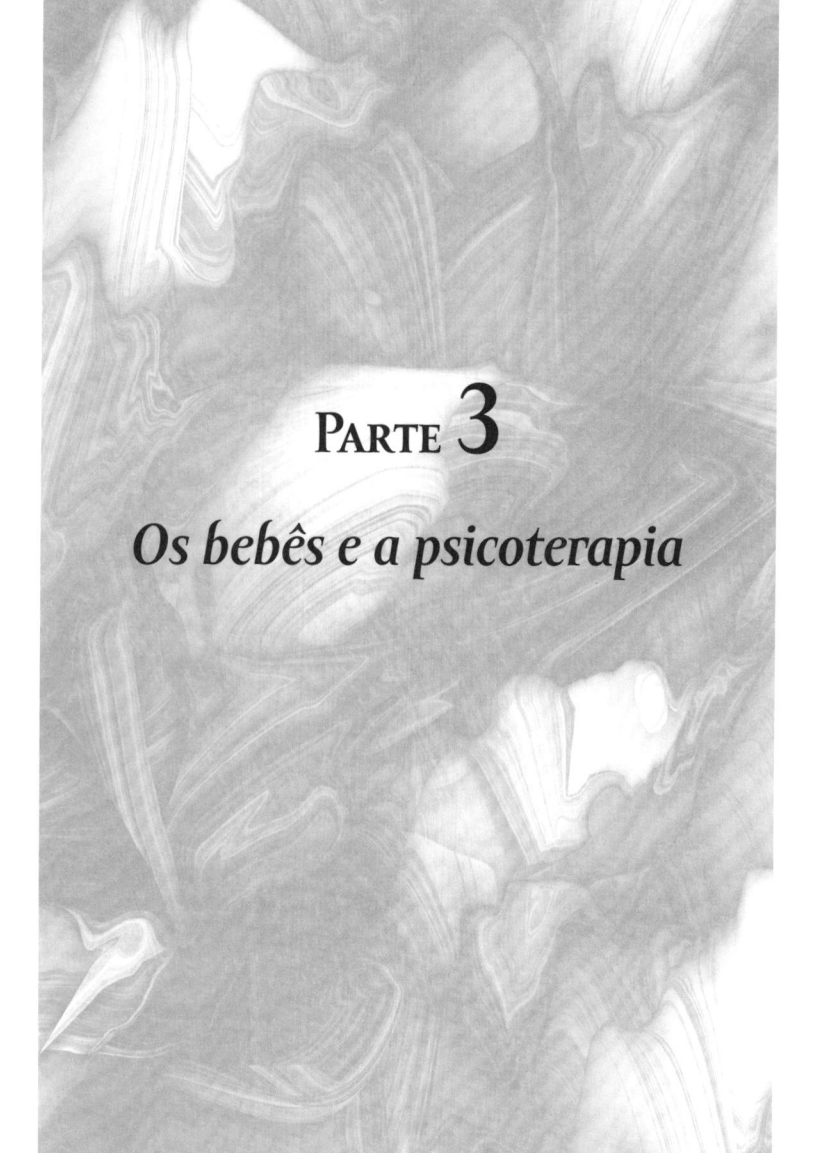

Os bebês e a psicoterapia

8

O futuro das psicoterapias na infância*

Salvador Celia

Em determinado momento, apesar de tudo ainda ser muito novo, estudamos dentro da psiquiatria infantil a criança propriamente dita, depois o adolescente e, mais tarde, o sistema familiar. Agora entramos em uma nova fronteira, um novo desafio: refiro-me ao estudo do bebê, ou seja, a criança de 0 aos 3 anos de idade. Tão novos são os estudos que até precisamos descobrir uma palavra em nossa língua, tal como os franceses descobriram *nourisson* e os ingleses *infant*; enquanto isso não acontece, prefiro chamar de psiquiatria do bebê, porque na realidade os grandes estudos e observações estão acontecendo no recém-nascido e no primeiro ano de vida.

Essa nova fronteira traz esperanças que precisamos descobrir, seja porque estamos lidando com o início da vida, o sentido da vida, seja porque também valorizamos todos os aspectos científicos que envolvem a prescrição e sua metodologia psicoprofilática. Na verdade, desde Freud e seus seguidores – sua filha Ana, Melanie Klein, além de Mahler, Gaddini, Robert Ende, Eleanor Gallenson, Daniel Stern, entre outros –, os bebês já eram citados e estudados, mas nunca na magnitude da última década. Tais estudos foram

---

* Trabalho reescrito a partir do artigo CELIA, S. O futuro das psicoterapias na infância. *Revista de Psiquiatria do RS*, v. 9, n. 1, p. 37-48, jan./abr. 1987.

ampliados pela observação em videoteipe, que trouxe então um verdadeiro alento ao trabalho científico nessa área em que a interação bebê-mãe aparece desde os primeiros momentos de vida.

Outro fator notável que contribuiu para melhorar essas investigações foi, sem dúvida, a participação multidisciplinar de vários profissionais, principalmente os pediatras, entre eles os neonatólogos. Essa participação contribuiu para adquirirmos um estágio cada vez mais prático da sonhada integração do ser humano, um ser biopsicossocial. Repete-se então a história, pois Kanner e Winnicott, entre outros pioneiros da psiquiatria infantil, como bem sabemos, foram oriundos da pediatria.

Essa nova psiquiatria, a do bebê, tem aplicações práticas e imediatas no atendimento precoce de situações e conflitos, abrangendo desde o atendimento direto até o indireto; com atitudes psicoprofiláticas, envolvemos a gestante, o companheiro, os irmãos, a família e instituições como hospitais e creches, para só citar alguns.

Seria muito interessante revisarmos alguns estudos que nos levaram à terapia das interações. Os bebês deixaram de ser considerados metaforicamente como se fossem simples massas de argila para serem modelados a bel prazer pelos seus pais e cuidadores ou, nesse caso, "modeladores". Hoje existe uma terapia dos sistemas familiares que se baseia nas interações, e isso é muito oportuno para introduzir o tema dos bebês.

Revisando o comportamento dos bebês, Brazelton organizou uma escala até o primeiro mês de vida, que veio classificar o que hoje chamamos o estado de competência dos bebês. O recém-nato, hoje está provado, é um "SER" dotado de um aparelho sensório-motor e afetivo capaz de ser um *partner* muito ativo na díade mãe-filho, deixando de ser apenas um "dependente". Mesmo antes de perceber a mãe, na presença ou na ausência dela, o bebê organiza certas condutas já consideradas como verdadeiras experiências de vida, que terminam levando a uma representação dele para si próprio, para o que está ao redor, a mãe, o pai, o mundo exterior, enfim.

Isto é competência: deixar de ser dependente para tornar-se ativo ou "competente". A mãe, por outro lado, ajuda e reforça essa organização e, ao entender o sentido das interações, traz ao bebê a força para a sua vida, as suas competências. A mãe, realizando esta tarefa, passa a se sentir mãe verdadeira, pois o bebê cresceu junto com ela ou, se quisermos, dentro dela de novo. Isso leva à criança, com toda essa força psicológica, o valor da vida imaginativa da mãe, sua história, inclusive sua vida familiar pregressa. Recebe, então, o bebê os pensamentos e conflitos inconscientes da mãe, transmitidos, como vimos nessa interação, com a participação mobilizadora do bebê.

Os autores franceses têm estudado muito essa interação que vai além da social e foi tão bem observada nos estudos da etologia animal e humana. A interação envolvendo esse psicodinamismo torna-se mais viva e mais compreensiva. No livro *O bebê, a mãe e o psicanalista*, Lebovici menciona que o quadro teórico das terapias de interações seria o das consultas terapêuticas, termo já usado por Winnicott, mas se diferenciando por ser mais amplo e às vezes até com características especiais, como quando compreendem a observação da interação mãe-bebê e outros membros da família, sobretudo o pai e depois os irmãos.

Nessa terapia, também se permite aos pais falarem de si mesmos, de sua história, sua vida familiar pregressa, seu passado, da repetição de suas condutas, o que permite a evocação de suas fantasias projetadas sobre o bebê. Isso tudo conduz o terapeuta a compreender as motivações conscientes e inconscientes desse comportamento. Esse *setting* de ação leva o terapeuta a uma situação em que ele consiga se identificar, em um movimento dinâmico, com os diversos parceiros dessa interação. A entrevista terapêutica, nos casos mais felizes, leva os pais a modificarem suas projeções fantasiosas e a renunciarem a demanda da confirmação narcisista que eles impunham aos seus filhos.

Muitas vezes, tal como assistimos nas terapias de família, em que alguém está destinado a ser o "bode expiatório", a mudança de determinados papéis no grupo familiar irá trazer a melhora desejada. Lebovici salienta também ser rara a "oportunidade da mãe estar presente com o bebê nos braços ou próximo dela quando começa a caminhar, se independentizar". Isso tudo dá um "colorido", dá uma vivência afetiva muito rica e essencial, própria desse momento, entre bebê, mãe e pai.

As entrevistas geralmente são feitas com a mãe e a criança. Algumas vezes, quando a necessidade impõe, a mãe é vista isoladamente pelo mesmo terapeuta. Nesses encontros, discutem-se as situações muito conflituosas, que deixaram algo para a mãe resolver ou tentar resolver mais tarde, em outro encontro sozinha com o terapeuta.

Outras vezes usam-se métodos focais, nos quais se enfatiza o aconselhamento das modificações ambientais, estratégia extremamente válida em casos mais graves, por exemplo, com pais psicóticos ou psicopatas. Quando se consegue a modificação comportamental, a intervenção no ambiente traz alívio e melhoras significativos e, às vezes, isso é conseguido em tempo relativamente curto. Alguns outros usam também métodos em que a mãe é preparada em grupo, visando uma terapia informativa pedagógica, no sentido de entender o que está acontecendo com o bebê, e a mãe é convidada a usar material lúdico em casa.

Sabemos muito bem que o material lúdico é extremamente valioso nos vários tipos de terapia com crianças, pois ele também pode ser usado para a dramatização de várias situações, por exemplo, ao se preparar uma criança para uma internação cirúrgica. A mãe passa a funcionar como auxiliar terapêutica. Participa de 6 a 8 sessões em grupo, sendo após supervisionada para ver como está trabalhando e se existe a evolução ou não da criança.

Gostaria também de citar os trabalhos feitos pela Dra. Gallenson, de Nova York, que me parecem de suma importância, porque ela está trabalhando com crianças psicóticas até os 3 anos de idade, seguindo a linha de Mahler. Os resultados são muito expressivos, principalmente se levarmos em conta que algumas das crianças têm autismo infantil. Ela usa um ambiente de escola maternal dentro de um hospital pediátrico e já tratou mais de 29 casos.

As crianças trabalham em grupos de 8, depois subdivididos em 3 subgrupos. Existe um terapeuta para cada grupo, e cada mãe é atendida de modo individual. No tratamento, as mães são vistas – independentemente da etiologia de cada caso – como parte do problema de cada criança e são envolvidas profundamente. Usa-se muito a ludoterapia com as crianças, o que facilita a interação e a comunicação, que, nessa idade, muitas vezes é pré-verbal. Sendo a Dra. Gallenson uma cientista muito séria, seus achados nos abrem novas possibilidades e expectativas.

Para concluir, gostaria de dizer que esses novos estudos, essas terapias, não contam, é natural, com *follow-ups* tão significativos. Contudo, alguns estudos feitos revelam que, por exemplo, em um serviço de Paris que atendia crianças com os sintomas comuns dessa faixa etária (como anorexia, problemas de sono, vômitos), anos depois houve um índice de recaída estimado em 50%. Em outra clínica, que atendeu esses bebês e os acompanhou até a adolescência, constatou-se que mesmo os que tiveram uma "recaída" sintomática se apresentavam, todavia, com certa "sensibilidade especial", certa "flexibilidade", que os favorecia para melhor aceitar o tratamento agora quando adolescentes, mesmo sem se lembrarem do tratamento feito precocemente.

Tudo isso nos mostra que chegamos a uma nova fronteira. Precisamos estudar mais e investir mais em metodologias psicoprofiláticas, que, como vimos, precisam ter um trabalho de apoio multidisciplinar. Uma verdadeira ação psicoterápica indireta pode ser exercida com a criança, a família e as instituições. Nunca é demais lembrar que "bebês felizes serão adultos felizes". Para isso, precisamos de um "bom ambiente" onde exista *holding*, ambiente que sabemos deve estar presente desde a gestação.

O campo da pesquisa está aberto e parece entusiasmador. Necessitamos de mais estudos, experiências e comprovações. Trabalhar com o início da vida é fascinante, porque temos mais possibilidades de ações terapêuticas diretas e indiretas, num estágio da vida em que realmente se tem mais chances de "agir ou interagir".

REFERÊNCIAS

GALLENSON, E. *Conferência em congresso*. Paris: [s.n.], 1986.
LEBOVICI, S. *O bebê, a mãe e o psicanalista*. Porto Alegre: Artes Médicas, 1987.
MÂLE, P. et al. *Psicoterapia da primeira infância*. Rio de Janeiro: Jorge Zahar, 1975.
MAZET, P. Les bébés et la psychiatrie. *Revue de Psychologie Appliquée*, v. 36, n. special, 1986.
MINDE, K.; MINDE, R. *Infant psychiatry*: an introductory textbook. Los Angeles: Sage,

9

A importância das intervenções precoces no desenvolvimento do bebê*

*Salvador Celia • Luciana dos Santos Celia Fossari
Márcio Accioly Sippel Fossari*

INTRODUÇÃO

Os vários estudos surgidos em relação ao desenvolvimento do bebê e sua repercussão posterior foram comprovados recentemente pelos modernos estudos de neuroimagem, evidenciando a necessidade da intervenção precoce e enfatizando os métodos preventivos e psicoprofiláticos.

Em geral, a atenção integrada ao bebê, à sua família e ao ambiente necessita ser acompanhada muitas vezes por um atendimento multidisciplinar, que envolve vários técnicos da área da saúde, da educação e da cidadania. Esse atendimento deve basear-se no estudo do reconhecimento dos fatores de risco e protetores das situações que favorecem a resiliência, destacando a formação do apego. Tais medidas devem ser executadas de preferência até os 3 anos de vida.

Luciana dos Santos Celia Fossari é médica pediatra e gastroenterologista pediátrica. É professora do curso de Medicina da Universidade do Vale do Itajaí (Univali).
Márcio Accioly Sippel Fossari é médico pediatra e neonatologista. Mestre em Medicina pela Pontifícia Universidade Católica do Rio Grande do Sul (PUCRS), com pós-graduação em Gestão de Políticas Públicas pela Univali.

---

* Trabalho de CELIA, S.; CELIA, L. S.; FOSSARI, M. A. S. A importância das intervenções precoces no desenvolvimento do bebê. *Acta Médica*, 1998, PUCRS.

OS TRÊS PRIMEIROS ANOS DE VIDA

Do nascimento até os 3 anos de vida, a criança apresenta maior capacidade de desenvolvimento cerebral, não somente pela carga genética, mas concomitantemente pelos agentes externos (afeto + ambiente), fatores de grande importância, responsáveis por esse desenvolvimento como um todo.

Estudos mostraram que, ao nascer, a criança tem em média 100 bilhões de neurônios e que cada um pode produzir mais de 15.000 conexões sinápticas. É nos primeiros três anos que a maioria das conexões é produzida. Aos 10 anos, a criança terá o dobro de conexões sinápticas do que o adulto, e, a partir daí, elas começam a diminuir.

Percebe-se, assim, a importância de interagir com o bebê. O cérebro deve ser alimentado não só pelas proteínas, mas pelo estímulo adequado. É por meio da formação do vínculo que o bebê irá se tornar mais competente e saudável. Quando isso não ocorre, como nos casos de negligência emocional, o cérebro passa a ter uma série de funções diminuídas, e o bebê vai ter menos condições de desenvolver empatia, de se vincular e de se tornar resiliente e, em consequência disso, menos adaptabilidade para os desafios da vida.

Estudos mostraram a reação das crianças ao estresse medindo o nível de cortisol em gotículas de saliva. Situações adversas, traumáticas, físicas ou psicológicas podem aumentar o nível de cortisol. Isso afetará o metabolismo, o sistema imune e o cérebro, destruindo os neurônios e diminuindo o número de sinapses, levando a um menor desenvolvimento psicomotor e cognitivo.

O APEGO

Apego é a perspectiva do bebê em relação ao modo como seus cuidadores o aceitam e interagem. Essa interação está provida de laços emocionais íntimos entre os indivíduos – cuja formação e manutenção, postula-se, são controladas por um sistema cibernético situado no sistema nervoso central (SNC) – e da figura de apego em relação ao outro. Essa figura emocional, segundo Bowlby, dependerá da maneira como o bebê é tratado pelos pais, especialmente pela figura materna, levando à internalização dessas interações. Nas palavras de Salvador Celia, o apego pode ser considerado, metaforicamente, como a existência de "anticorpos fisiológicos não rejeitantes".

A média da representatividade das internalizações provindas das interações classificou o apego em três modelos, primeiramente descritos por Ainsworth e seus colegas, e agora identificados juntamente com as condições familiares que os promovem.

O primeiro desses modelos é o apego seguro, em que o indivíduo está seguro de que seus pais estarão disponíveis, oferecendo ajuda caso ele se depare com situações adversas e, assim, se sentindo seguro para explorar o mundo. Esse modelo é promovido por um dos pais nos primeiros anos, principalmente a mãe, quando ela responde, com disponibilidade e sensibilidade, aos sinais da criança que procura proteção e conforto.

O segundo modelo é o apego resistente e ansioso, no qual o indivíduo está incerto quanto à disponibilidade e à possibilidade de receber resposta por parte de seus pais, caso necessite de ajuda. Por causa dessa incerteza, ele tende, constantemente, à ansiedade de separação, a ficar "grudado" e a ficar ansioso quanto à exploração do mundo. Esse modelo é promovido por pais que se mostram disponíveis e prestativos em algumas ocasiões e não em outras, que usam como meio de controle ameaças de abandono.

O último modelo é o apego ansioso com evitação, em que o indivíduo não tem qualquer confiança de que, ao procurar cuidado, terá resposta, e, ao contrário, espera ser rejeitado. O indivíduo procura ser autossuficiente, viver sua vida sem amor. Esse modelo é resultado de constante rejeição por parte da mãe, sempre que o indivíduo procurava conforto e proteção.

Estudos prospectivos mostraram que cada modelo tende a persistir. Observaram que a criança segura era mais feliz, mais cooperativa no cuidado e menos exigente que a ansiosa. A ansiosa e ambivalente era mais "resmungona" e agarrada, e a ansiosa evitante mantinha distância e, constantemente, implicava com as outras crianças. Uma das razões para a persistência desses comportamentos é o círculo vicioso que se forma pela continuidade da maneira como os pais tratam a criança e pela resposta favorável ou desfavorável que esta tende a oferecer.

Main foi mais longe. Entrevistando as mães das crianças que participaram do estudo, encontrou uma forte correlação entre a forma como a mãe descreve o seu relacionamento com seus pais durante sua própria infância e o modelo de apego que seu filho estabeleceu com ela. Enfim, o bebê, desde o nascimento, apresenta um leque de caminhos de desenvolvimento da personalidade potencialmente abertos. O caminho que ele irá trilhar será determinado, em todos os momentos, pelo ambiente em que se encontra, pela forma como os pais (ou pais substitutos) o tratam e como ele responde a eles.

As crianças com pais sensíveis e atenciosos estão capacitadas e se desenvolvem ao longo de um caminho saudável. Aquelas com pais insensíveis, que não oferecem respostas e são negligentes, tendem a desenvolver um caminho anormal que, em certo grau, é incompatível com a saúde mental, tornando-as vulneráveis a um colapso caso se deparem com situações adversas.

Entretanto, mudanças na forma como a criança é tratada podem alterar o seu caminho para uma direção mais ou menos favorável do curso do desenvolvimento. Cabe aqui citar uma frase de George Santayana: "Aqueles que não podem se lembrar do passado estão condenados a repeti-lo".

RESILIÊNCIA

Se formos olhar nos dicionários de línguas, entre eles o da portuguesa, veremos que a resiliência é a capacidade que tem um corpo de resilir, ou seja, de ter flexibilidade, pois, quando submetido a uma ou várias forças energéticas, sofre a ação delas e, após cessada as forças, reage voltando ao estado de normalidade, mostrando flexibilidade – por exemplo, quando apertamos uma bola de borracha com a mão.

Resiliência, então, é a capacidade da criança de crescer e se desenvolver de forma saudável, adaptada, na presença de estresse, violência e dificuldades psicossociais. Podemos dividir os fatores determinantes da resiliência em três categorias: fatores intrínsecos, familiares e extrafamiliares.

Entre os fatores intrínsecos, encontramos: temperamento fácil, curiosidade, inteligência, ser do sexo feminino antes da puberdade.

Entre os fatores familiares, encontramos: famílias pequenas (quatro ou menos crianças), bom relacionamento com pelo menos um dos pais, tradição familiar, dar limites, estimular as crianças para participar de atividades sociais, ausência de separação, apego seguro.

Entre os fatores extrafamiliares, encontramos: cultura, engajamento religioso, educação, nível econômico mais elevado, ausência de trauma precoce.

O "bebê-criança resiliente", então, é um indivíduo que nos seus primeiros anos de vida, entre suas características, apresenta individualidade, autonomia, inteligência desenvolvida, melhores condições de empatia e sociabilidade avançada, refletindo em seu crescimento e desenvolvimento futuro.

PROGRAMAS DE INTERVENÇÃO – MEDIDAS PREVENTIVAS E PSICOPROFILÁTICAS

Quando pensamos em medidas preventivas e psicoprofiláticas, vemos que o profissional que trabalha com pais, gestantes, bebês e crianças deve estar atento aos períodos: gestação, parto, nascimento, pós-parto imediato e mediato.

Gestação

A gestação é um período marcado por várias mudanças. Nesse período, o pré-natal integrado é de extrema importância. A gestante deve ser escutada e não apenas fazer um acompanhamento clínico, mas ter oportunidade de discutir suas dúvidas, ansiedades e expectativas em relação ao parto, ao bebê e à sua vida futura. Esse atendimento pode ser feito individualmente ou em grupo de gestantes e pais. Devemos olhar a gestante não apenas como uma mulher que está com "um filho na barriga", mas como uma pessoa sofrendo inúmeras modificações físicas, psicológicas, sociais e econômicas que geram incertezas, dúvidas, ansiedades e expectativas.

A presença do companheiro – que a consola, a ampara e compartilha de suas preocupações e alegrias – precisa ser valorizada. Também nesse período inicia a formação do vínculo – apego dos pais em relação ao bebê e deste em relação aos pais, por meio de cantigas, conversas com o bebê, dos chutes do bebê e da possibilidade de ver o filho na ecografia.

Parto e nascimento

O trabalho de parto deve ser mais humanístico, isto é, em um ambiente físico e emocional mais adaptado ao momento vivenciado pela parturiente. A tranquilidade, a presença do companheiro ou de algum familiar, a oportunidade do contato físico e emocional com o bebê logo após o nascimento favorecem a maternagem e, consequentemente, a interação com o bebê.

Kennel, em seu importante trabalho sobre o efeito doula, mostrou-nos o valor da participação, durante o trabalho de parto, de uma acompanhante especializada quando a mãe não estiver acompanhada por pessoas de sua intimidade. Tais procedimentos, quando usados, facilitam a interação mãe-bebê, aumentando o tempo de aleitamento. O nascimento precisa ser uma festa. O bebê deve ser adorado, com a família presente, compartilhando da alegria e fortalecendo os laços familiares. É o período de ter contato imediato com o bebê e desfazer algumas ansiedades e fantasias.

Não podemos deixar de lembrar, principalmente em nosso meio, as observações do Conselho Federal de Medicina, que registrou alto índice de cesarianas no Brasil, situação essa que vem a interferir na relação mãe-bebê.

Pós-natal e desenvolvimento nos primeiros anos de vida

Estudos revelaram que, nesse período especial, os pais e o bebê vivem um momento de muita sensibilização. Quando não ocorre de forma favorável, como, por exemplo, na depressão materna, o bebê passa a sofrer problemas de comportamento que poderão se refletir, inclusive, na estruturação de sua personalidade (apego inseguro). O bebê necessita de nutrição alimentar e afetiva caracterizada por comportamentos amorosos, calorosos e responsivos.

O alojamento conjunto e a presença temporária do pai ou familiar possibilitam um contato contínuo do bebê que favorece o conhecimento recíproco e estimula as interações. O aleitamento materno precoce favorecerá a formação dos vínculos e protegerá o bebê física e emocionalmente para seu desenvolvimento.

Todavia, devemos estar atentos à possibilidade de iatrogenizarmos esse momento com informações críticas que levarão a mãe a um estado de culpabilidade, gerando um problema na interação mãe-bebê, quando ela não consegue amamentar. Nesse sentido, o atendimento do binômio mãe-bebê, individual ou em grupo, nos parece de grande valia, pois, além da função educativa, protetora e terapêutica, contribui para a avaliação da interação existente.

Não podemos, esquecer do papel dos cuidadores (tios, avós, "tias de creches"), que, quando afetivos e "responsivos", atuam de forma positiva no desenvolvimento social, emocional e cognitivo do bebê. Por meio de uma abordagem interativa, observando a relação destes com o bebê em seu meio, podemos reforçar as atitudes positivas, aumentando a confiança, a autoestima e os sentimentos de que, de fato, eles são responsáveis pela criança.

CONCLUSÃO

As pesquisas sobre o desenvolvimento cerebral, mostrando a importância da intervenção precoce, do favorecimento do apego e da resiliência, abriram uma série de possibilidades para que pais, educadores e profissionais da saúde contribuam para o sucesso intelectual e emocional do bebê.

REFERÊNCIAS

BEGLEY, S. How to build a baby's brain. *Newsweek*, p. 28-31, 1997.

BOWLBY, J. O papel do apego no desenvolvimento da personalidade. In: BOWLBY, J. *Una base segura*: aplicaciones clínicas de una teoría del apego. Porto Alegre: Artes Médicas, 1989.

CELIA, S. Promoção da saúde e resiliência. In: FICHTNER, N. *Prevenção, diagnóstico, e tratamento dos transtornos mentais da infância e da adolescência*. Porto Alegre: Artes Médicas, 1997.

CUNHA, I. Interação pós-natal. In: CUNHA, I. *Treinamento perinatal*: conhecimentos básicos para a promoção de uma melhor qualidade de vida. Porto Alegre: Sagra DC Luzzatto, 1991.

GUEDENEY, A. Les aspects psychosomatiques des malnutritions proteino-caloriques de la première enfance. *Psychiatric Enfance*, v. 1, p. 155-190, 1987.

GUEDENEY, A. *Interventions psychothérapeutiques en parents jeunes enfantes*. Paris: Masson, 1997.

KLAUS , M.; KENNEL, J. Parto, nascimento e formação do apego. In: KLAUS , M.; KENNEL, J. *Pais/bebê*: a formação do apego. Porto Alegre: Artes Médicas, 1992.

PARKER, S.; ZUCKERMAN, B. *Monitoring social and emotional development of young children*. Boston: Little Brown, 1997.

SANTAYANA, G. *The life of reason*. Nova York: Charles Scribner's Sons, 1905.

SHORE, R. *Rethinking the brain*: new insight into early development. Chicago: The University Press, 1996.

10

Construindo a aliança terapêutica nas terapias da primeira infância*

Salvador Celia

RETROSPECTIVA TEÓRICA

Foi com Selma Fraiberg, na década de 1970, com seus estudos sobre bebês com deficiência visual, que se iniciaram as terapias psicoterápicas da primeira infância propriamente ditas. Introduziram-se a presença do bebê, a visita domiciliar e a colocação dos pais numa situação de pacientes e colaboradores da terapia do desenvolvimento. De lá para cá, autores como Lebovici, Cramer, Espasa, Fonagy, Stern e Vizziello, Moro, Mazet, Golse e Guedeney, entre outros, têm colaborado e enriquecido essas terapias.

Encontrei, no livro de Stern e Vizziello (1992), importantes considerações que muito me auxiliaram para a aplicação das estratégias terapêuticas, tanto em nível privado quanto institucional ou comunitário. Stern e Vizziello enfatizam que os vários aportes se diferenciam apenas pelos diversos pontos de entrada no sistema, pois a essência é a mesma.

Tenho aplicado, em minha atividade privada ou em saúde pública e na formação pedagógica, vários referenciais, como o da abordagem do desenvolvimento de Fraiberg; o interativo de McDonough;

---

* CELIA, S. Construindo a aliança terapêutica nas terapias da primeira infância. *Revista de Informação Legislativa*, v. 44, n. 176, p. 81-86, out./dez. 2009.

o psicoterápico-analítico de Lebovici, Cramer, Espasa, Golse; o da etnopsicanálise de Moro; os *touchpoints* de Brazelton e Cramer e as visitas domiciliares adaptadas de Morales e Stoleru; entre outros. As ideias das interações, das relações, das transmissões e dos fantasmas fazem das terapias da primeira infância um instrumento especial, único e poderoso no sentido terapêutico e preventivo.

QUATRO OBSERVAÇÕES DE STERN E VIZZIELLO

Stern e Vizziello, nesse mesmo livro que mencionei, colocam quatro observações de muita utilidade ao referir que se devem observar a natureza do sistema "pais-crianças" sob o qual age o terapeuta, a natureza do *transfert* no ambiente clínico, a natureza temporal da elaboração no contexto do desenvolvimento, a virtude de uma cura transferencial e, por fim, a ênfase na saúde e nas características clínicas positivas.

No primeiro item, abordam o estudo das mais variadas interações possíveis nas trocas bebê-mãe-pai e vice-versa, no qual o terapeuta pode observar o bebê como paciente, os próprios pais dentro do sistema ou até mesmo as representações que os pais põem no bebê.

No segundo item, é ressaltada a natureza do *transfert* dentro do ambiente clínico. Trata-se de uma transferência muito forte e que se forma rapidamente. Esse *transfert* positivo sem dúvida facilita o trabalho terapêutico. Cramer e Brazelton, no livro *Primeiras relações* (*Les Premières Liens*, 1990), salientam a energia positiva dos pais para serem os melhores pais possíveis, enquanto Stern e Vizzielo (1992) ratificam o fato de haver uma falência na função genital, estando os pais prontos para terem uma transferência imediata, positiva e idealizada, na maioria das vezes. A transferência não é analisada, e há uma "cura na transferência". A parte positiva do *transfert* é muito preciosa e necessita ser utilizada.

No terceiro item do livro de Stern e Vizziello, a natureza temporal da elaboração é vista no contexto do desenvolvimento e de uma cura transferencial, comparando-se com os adultos, os quais têm uma elaboração horizontal, na qual o tratamento e a resolução de um problema levam em conta o ambiente de vida, no trabalho, em casa com o cônjuge, com a família. No atendimento pais-bebê é diferente, pois, se às vezes o problema é na área da alimentação, meses depois pode aparecer outro problema, talvez na área do sono, ou quem sabe aos 14 meses na esfera do problema da separação. Então, diz Stern, a "elaboração aqui é vertical no tempo".

O último item realça a saúde e as características clínicas positivas, frisando três condições: 1º) o desenvolvimento por ele mesmo, tipo um motor de muita energia: no adulto, essa energia está débil, às vezes quase inexistente; no bebê, está ativa, buscando a maturação; 2º) o atendimento deve estar direcionado não na motivação, mas na direção, lembrando Brazelton e seus *touchpoints*; 3º) o *transfert* positivo, fortalecido pelas feridas narcisísticas dos pais.

Essas premissas de Stern e Vizziello lançaram "luz" em minhas considerações sobre as terapias que uso há 20 anos em nível individual ou comunitário. Cito, como exemplo em saúde pública, o relato de profissionais como pediatras, ginecologistas, médicos comunitários, entre outros, sobre os bons resultados conseguidos em atendimento ambulatorial em centros de saúde, em grupo ou individual, e em visitas domiciliares (1992). Ou então, em 1997, quando estudantes de Medicina passam a atender bebês carentes em visita domiciliar e, mais tarde, em consultório, com resultados muito satisfatórios (Celia e Nudelmann, 2000).

OUTROS IMPORTANTES REFERENCIAIS TEÓRICOS

Nossa formação embasada na convivência prática com os autores já citados, entre outros, contribuiu para buscarmos a certeza de nossas estratégias. Os referenciais teóricos da linha de Bowlby (base segura), Stern (constelação da maternidade), Monique Bydlowski (transparência psíquica) e Fonagy (função reflexiva) nos deram muito suporte para nossas ações terapêuticas. A ideia de a terapia começar nos "cuidados maternos", no *holding winnicottiano* e na "base segura" de Bowlby nos iniciou no entendimento para a busca da aliança terapêutica embasada na empatia tão valorizada por Lebovici.

Os estudos de Spitz sobre depressão anaclítica (mostrados no filme *Psychogenic Disease in Infancy*, de 1952) são, na verdade, o começo de tudo. A falta da maternagem, da mãe cuidadora, da mãe ambiente (ou a perda dela), Spitz nos mostra, é o porquê da psicopatologia nessa idade, assim como o caminho para a cura. Isso tudo só poderá ser conseguido quando o terapeuta construir a "aliança terapêutica". Essa aliança está ligada à capacitação de formar vínculos. O terapeuta tem a necessidade de usar de empatia para chegar à construção dessa aliança. Descobrir como desenvolvê-la e como alcançá-la é o verdadeiro desafio.

Sabemos que a empatia tem suas raízes nas primeiras relações do bebê com a mãe, em que a sintonia e a contingência poderão ou não se desenvolver. É necessário olhar e escutar com o coração, "como os amantes fazem", a fim de avaliar a sistemática das interações e as profundidades das relações. O terapeuta precisa, além de conhecimentos teóricos, se preparar para a prática, desenvolvendo suas capacidades humanísticas. É possível melhorar a empatia mesmo quando adultos. Práticas criativas e lúdicas – como teatro, dramatizações corporais ou emocionais, dança, narração de histórias, participação em discussões sobre cinema – são algumas das atividades que podem levar à melhor capacidade de empatia, que, como sabemos, também é muito pré-verbal.

Uma pesquisa feita numa escola europeia tradicional, com ensino conservador, mostrou que, ao entrarem, os estudantes tinham 2,02 de coeficiente empático; e, ao saírem, seis anos após, o coeficiente era praticamente igual (2,04). Já em outra escola com outro sistema de ensino, os estudantes chegaram a 4,06. Em nosso meio, no trabalho com pediatras, frequentadores de um curso de saúde mental, constatou-se que, após o uso de técnicas dramáticas, entre outras, o índice de empatia após dois anos teve significativa mudança. Foi usada a Escala de Empatia de Davis, além de observações de material clínico anamnésico e de videoentrevistas. Interessante é o assinalamento que no primeiro ano havia mudanças, mas ainda não eram significativas.

Satisfeitas as condições de empatia, de "observador atuante", o terapeuta irá se apoiar em estudos que nos mostram que os pais (não somente as mães) estão em busca de "substancial reativação de suas necessidades de dependência e de apego", assim como de "base segura", meta de todo ser humano em situação de estresse.

PONDO EM PRÁTICA AS TEORIAS NO ATENDIMENTO PRÉ-NATAL

Muitas de minhas atividades nessa área foram dedicadas a famílias em situações de risco, com dificuldades econômicas e sociais. Todavia, no decorrer do trabalho, observei que a maioria das técnicas indicadas para a população em risco, guardadas as proporções, pode ser utilizada em várias situações e na grande maioria das famílias e seus bebês.

Cada vez mais eu me volto ao problema da depressão materna, suas consequências, concluindo ser isso um verdadeiro problema de saúde pública. Em populações mais carentes, o problema pode afetar até 25 ou 30% das mães, e, nas mais favorecidas, até 15%. Penso então na eficácia do atendimento pré-natal. Em nosso país, além da alta prevalência de mães adolescentes (20 a 22%), vemos que o atendimento, apesar das recomendações governamentais de 4 a 6 visitas, longe está de apresentar uma qualidade razoável.

Em pesquisa feita em 1992, em Porto Alegre, com mães de bebês desnutridos, constatamos que todas as mães com depressão tinham passado pelo atendimento pré-natal sem qualquer reconhecimento médico. Recentemente, o *British Medical Journal* publicou um estudo em que pediatras entrevistam 214 mães, e, de um total de 86 deprimidas, só 29% tinham sido reconhecidas no pré-natal.

É necessário, no atendimento pré-natal, informar e dar conhecimento do que Monique Bydlowski nos descreveu como "transparência psíquica". Toda mãe tem a necessidade de encontrar alguém, um espaço para contar do bebê, da criança que foi, do que viveu na infância, e essa transparência em muito irá colaborar para suas dificuldades na vida gestacional e na vida do futuro bebê. É um momento especial: a mãe se encontra em "labilidade" afetiva e necessita muito de acompanhamento de *holding*.

O trabalho psicoterápico deve envolver o companheiro ou outro familiar, dando início a um verdadeiro trabalho de parceria inicial do terapeuta na promoção dessas intervenções, com a maior antecedência possível.

Já Stern e seus conceitos de "constelação materna" são de grande profundidade para o encaminhamento da compreensão dos casos, da avaliação clínica, do prognóstico e das estratégias terapêuticas.

Vida e crescimento, relação da mãe consigo e com o bebê (empatia, sintonia), rede ou matriz de apoio e nova identidade são temas constantes que aplico tanto na minha experiência clínica quanto na didática com meus alunos. Algumas ideias são profundamente enriquecedoras, como aquela de não ser complexo, mas sim constelação, a ideia de o momento não ser edípico e sim de proteção, suporte, *holding*, até chegarmos ao "tipo transferencial da boa avó ou bom avô".

Voltando a Bowlby e Ainsworth: os ensinamentos sobre os tipos de apego e o entendimento sobre apego evitante nos habilita a entender, reflexionar e estudar a contratransferência negativa, tornando-nos capazes, por vezes, de mudarmos nosso posicionamento às vezes tão contrariado, que tornaria o atendimento impossibilitado.

A ATUAÇÃO DOS ALUNOS DE MEDICINA

Nossos alunos de Medicina – seja nas visitas domiciliares dos primeiros anos da faculdade, seja como estudantes quase no final do curso em atendimento ambulatorial – vivenciam constantemente essas situações, as quais, quando não entendidas, causam frustração e desesperança. Só assim os futuros médicos são capazes de reverter o atendimento e chegar a uma real ajuda, graças ao conhecimento técnico e à necessária supervisão.

"A profissão bebê", de Cramer, nos ensina a avaliar as expectativas e as responsabilidades colocadas nos bebês, quando lhes são atribuídos papéis que eles não estão aptos a executarem de forma sadia. Muitas vezes, o "papel" designado é o de "terapeuta", geralmente da mãe depressiva, tarefa que só alguns, pelas suas excepcionais habilidades e competências, aliadas à depressão não muito severa da mãe, conseguem executar. Esse papel, essas projeções, fantasias, às vezes tão fortes, marcam ou deixam os bebês "enjaulados", presos a um destino difícil de escapar. Temos visto, por exemplo, os casos de bebês substitutos, os que vêm para elaborar o luto parental, com muita frequência entre tantos casos clínicos atendidos. Costumo dizer que, na verdade, nem todos os bebês se enquadram no papel de "Gasparzinho, o fantasminha camarada".

Em nossa prática clínica e no acompanhamento da supervisão de casos, quando recomendamos o uso de técnicas tipo *holding*, de abordagens interativas ou do desenvolvimento, observamos que até mesmo a população mais carente tem se beneficiado enormemente da possibilidade de os pais, principalmente as mães, falarem, contarem, recontarem, reconstruírem sua história emocional. É a "cura pelas palavras", na qual precisamos acreditar sempre que criamos uma aliança terapêutica embasada na empatia.

A PRESENÇA DO BEBÊ NAS ENTREVISTAS

Procuramos sempre valorizar a presença do bebê nas entrevistas; seja no consultório ou na visita domiciliar, o bebê mostra potencialidades de grande ator e de grande catalisador do processo das emoções dramatizadas ou reencenadas. A combinação dos fatores comportamentais interativos, aliados à compreensão psicodinâmica (projeções) e do desenvolvimento, tem-nos trazido mais chances de desenvolvermos melhor nossas funções terapêuticas.

O ecletismo dessas teorias e ideias, o entendimento sobre os pais serem parceiros do desenvolvimento e quererem o melhor para os filhos, a participação dos pais quando perguntamos sobre o tratamento, como estamos indo, o que esperam: todas são ferramentas essenciais para a boa instrumentação das técnicas psicoterápicas. Cramer, Espasa, Serpa e sua escola em Genebra nos dão um claro exemplo: mostram vídeos e perguntam aos pais o tipo de terapia que desejam e, no *follow-up*, comprovam os acertos paternos.

A IMPORTÂNCIA DO PEDIATRA, DO AGENTE DE SAÚDE E DE OUTROS PROFISSIONAIS

Gostaria de frisar: essas técnicas também podem ser utilizadas por profissionais não clássicos da área "psi", entre outros, pediatras, terapeutas ocupacionais, fisioterapeutas e agentes de saúde, além dos estudantes de Medicina, já referidos. O pediatra é, sem dúvida, o principal agente de saúde mental, não só na área médica. Quem poderá fazer o diagnóstico de depressão pós-parto com mais visibilidade? Quem tem a chance de acompanhar a interação mãe-bebê? Um pediatra com razoáveis conhecimentos da área da saúde mental poderá acompanhar, dar *holding* e, se necessário, encaminhar para atendimento especializado de forma menos traumática, evitando a iatrogenia.

Já o agente de saúde é hoje o principal cuidador da maioria das famílias brasileiras. Lamentavelmente, não está preparado para conhecer o desenvolvimento e avaliar as interações pais-bebês. Em nosso caso, por prepararmos os agentes de saúde nessas áreas, eles alcançaram boa sensibilização, sendo capazes de reconhecer, diagnosticar, dar encaminhamento e ajuda nas terapias dos pais-bebês, quando acompanhados pela área "psi". Na sua identidade, usam brinquedos simples, capazes de agradar aos pais e de atrair os bebês para a interação (chocalhos, bolas vermelhas, fantoches nos dedos, etc.).

TERAPIA AMBIENTAL NA EDUCAÇÃO INFANTIL

Termino fazendo reflexões sobre o atendimento em educação infantil, nos berçários e nas escolas infantis, onde a terapia ambiental, a qual envolve principalmente a interação do cuidador, poderá ser decisiva para prevenir ou mesmo recuperar um bebê em dificuldades de desenvolvimento.

O rosto da mãe é o espelho do bebê, diz Winniccott (1978); parodiando, diríamos "o rosto do cuidador é o espelho do bebê". Essa nossa interação poderá levar ao bebê novos modelos de identificação e representação interna, bem como auxiliá-lo na busca de uma nova figura de apego. Bebês, filhos de mães depressivas, têm problemas de desenvolvimento e interações e em muito podem ser auxiliados pelas novas interações e intervenções pedagógicas.

Em nossa experiência com creches comunitárias, detectamos que 50% dessas mães têm depressão de vários níveis. Junto com a ajuda à mãe, para enfrentar as ansiedades maternas de deixar o bebê na escola, é necessário também se escutar essas mães. Inicialmente, tal como ocorre na gestação, há uma ambivalência normal no deixar ou não o bebê na escola. Culpas, dúvidas e incertezas precisam ser escutadas e amparadas. Em nossa creche, há atendimento individualizado para essas mães. Com o passar do tempo, podem entrar em competição com os cuidadores, vindo um período de intensas projeções. Qualquer eventual problema na escola pode ter repercussão maior. É necessário criar uma aliança terapêutica com base na empatia do bom olhar, da boa escuta com o coração. A maioria das crianças poderá se beneficiar e muito do atendimento de boas creches, desde que sejam respeitados os fatores mencionados, e os pais se tornem coterapeutas ou coprofessores. A escola em que todos se sentem cuidadores, inclusive pessoas de serviços como limpeza e cozinha, terá mais chance de criar um ambiente terapêutico mais saudável.

DOIS MOMENTOS MÁGICOS

Para concluir, reafirmo ser fundamental realizar intervenções o mais precoces possível, iniciando preferencialmente no período pré-natal. O atendimento sempre deve buscar a formação da "aliança terapêutica", alicerçada no desenvolvimento da "empatia compreensiva". Isso levará o terapeuta a buscar a(s) melhor(es) técnica(s) para cada caso. O terapeuta que atende pais e bebês pode exercer, além da função curativa, a função preventiva psicoprofilaticamente de forma individual, institucional ou comunitária. É, sem dúvida, "mágico" o período do início de vida de cada ser humano, assim como também é mágico, pelas características descritas, o bom uso de nossas estratégias terapêuticas.

REFERÊNCIAS

BRAZELTON, T. B.; CRAMER, B. *Les premières liens*. Paris: Stock Laurence Pernoud, 1990.
CELIA, S. et al. Estudantes de medicina ajudam mães adolescentes a serem mães. *Arquivos Médicos*, Canoas, v. 3, n. 2, 2000.
CELIA, S. et al. *Observation de nourrissons em Faculte de Medicineau Brésil*. Paris: Èrés, 2000.
CLINTON, H. *It takes a village to raise a child*. Nova York: Touchstone Book, 1996.
FONAGY, P. Psychoanalytic and empirical approaches to developmental psychopathology: can they be usefully integrated? *Journal of the Royal Society of Medicine*, v. 86, n. 10, p. 577-581, 1993.
FRAIBERG , S. H.; ADELSON, E.; SHAPIRO, V. Ghosts in the nursery: a psychoanalytic approach to the problem of impaired infant-mother relationships. *Journal of the American Academy of Child and Adolescent Psychiatry*, v. 14, n. 3, p. 387-342, 1975.
STERN, D.; VIZZIELLO, G. *Dalle cure materne all' interpretazione*. Milão: Raffaello Cortina, 1992.
WINNICOTT, W. D. *Da pediatria à psicanálise*. Rio de Janeiro: Francisco Alves, 1978.

PARTE 4

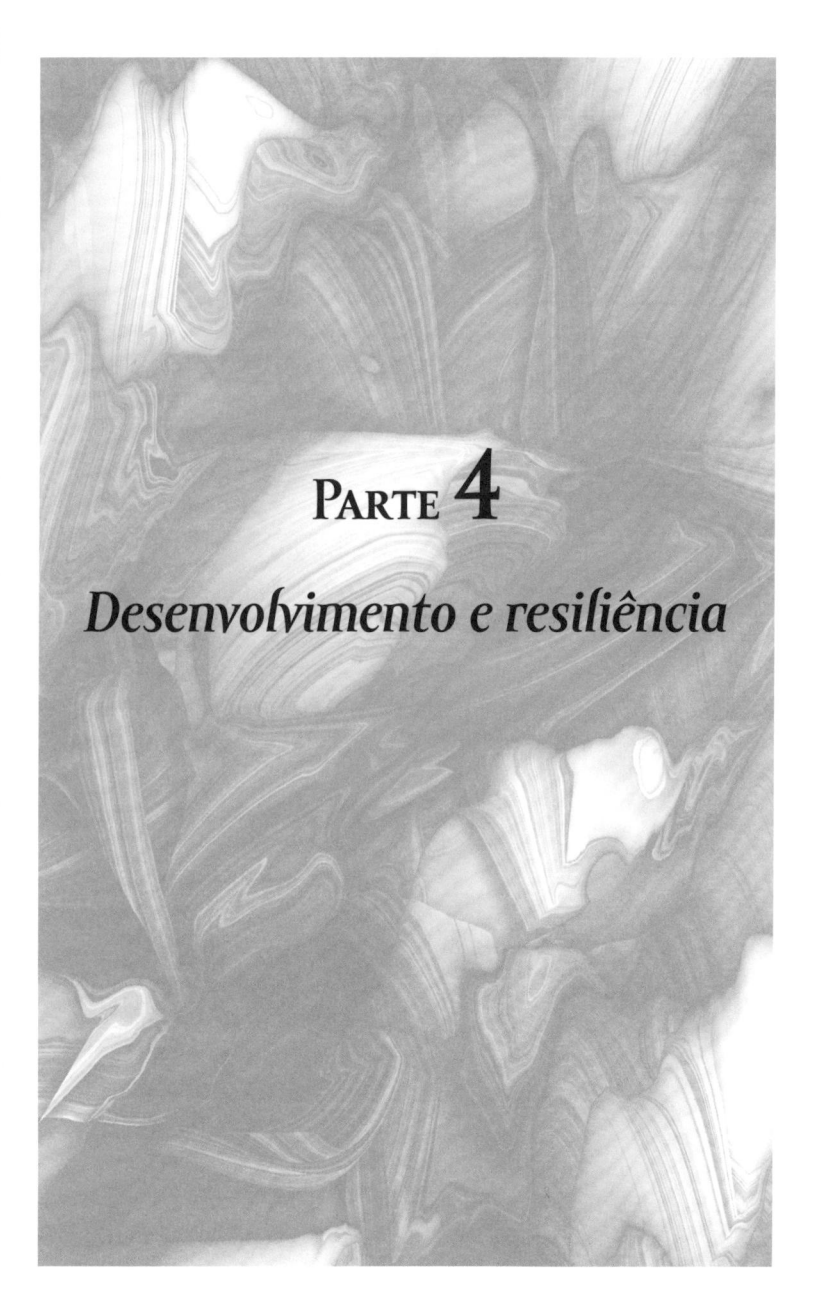

Desenvolvimento e resiliência

11

Promoção da saúde e da resiliência*

Salvador Celia

Crianças não são adultos em miniatura. Existem, é verdade, algumas semelhanças entre adultos e crianças na ideia de que todos "somos humanos", mas há sensíveis diferenças nas várias áreas de "humano", como a cognitiva, a emocional, a linguística, a física, que separam o ser criança do ser adulto.

Desde a década de 1940, até perto do término do século XX, apesar do desenvolvimento da psiquiatria e da psicologia da infância, ainda vivemos uma situação em que muitos deixam a desejar em termos de entender o desenvolvimento infantil e, consequentemente, entender o que é "ser criança" e "ser adolescente".

Essa situação que abrange o próprio futuro e o bem-estar da humanidade no próximo milênio ainda não foi bem compreendida; portanto, cabe a nós, técnicos da área da saúde mental, qualificar e elucidar esses conhecimentos, com o objetivo de implementar uma ação política universal e promover a melhora da humanidade.

Como entender, ainda hoje, a presença da violência, dos maus-tratos em todos os sentidos contra a criança? E como aceitar a existência de políticas de vários países que, desconhecendo o

---

* Trabalho publicado no livro FICHTNER, N. (Org.). *Transtornos mentais da infância e da adolescência:* um enfoque desenvolvimental. Porto Alegre: Artes Médicas, 1997.

crescimento e o desenvolvimento biopsicossocial da criança, fazem leis para diminuir a idade de responsabilidade criminal? Isso não resolve o problema dos comportamentos desviados na infância e na adolescência por conta da má qualidade de vida existente na maioria dos países.

É mister não esquecer que a criança está em desenvolvimento. Crescer e se desenvolver são tarefas fundamentais, complexas e dinâmicas que ocorrem dentro de modelos operacionais interativos. Forças genéticas e inatas interagem com forças vivas, que têm a ver com o ambiente. São elementos formadores do ambiente: as pessoas, o jeito como vivem, as instituições que formam (creches, escolas, atividades comunitárias, famílias), os seus valores (espirituais e morais) e o modo como as pessoas se relacionam. Isso tudo marca profundamente a formação daquilo que chamamos a identidade de cada criança, que engloba sua vivência social e leva à internalização de modelos e experiências que, segundo Garbarino (1996), formarão seu mapa social.

Ao se falar em desenvolvimento, seria incompleto apenas referir-se às etapas infantis. É preciso reconhecer o valor de cada etapa e suas consequências; a teoria do desenvolvimento nos mostra que cada etapa tem seus períodos próprios, críticos, sensíveis; cada etapa pode acarretar consequências tanto para melhorar quanto para piorar a qualidade do desenvolvimento.

Entender o desenvolvimento dentro da forma interacional e dinâmica nos proporciona a possibilidade de permanentemente avaliar sinais, sintomas, prejuízos e carências, bem como potenciais e possibilidades para melhorar as situações de cada período de vida – sem negar, evidentemente, a importância dos fatores que incidem nos primeiros anos de vida.

Compreender o ser humano – potenciais, competências, vicissitudes, riscos a que está submetido ("acumulados" ou não) – é essencial para a prevenção de problemas e a psicoprofilaxia. O desenvolvimento torna-se mais abrangente e mais bem interpretado quando visto dentro da ótica do que se convencionou chamar "psicopatologia do desenvolvimento".

Ela está voltada não só às causas dos problemas psicológicos (ausência, carência, disfuncionamento), mas também às possibilidades de compreender o que sucede quando essas carências auxiliam o desenvolvimento de cada indivíduo. Com isso, cada vez mais, podemos nos preocupar com o que se convencionou chamar de "fatores protetores ou mediadores" fundamentais, a fim de entender e aplicar nossos conhecimentos terapêuticos também como fatores preventivos.

Na sociedade de hoje – em que predominam o estresse e a violência –, quem mais sofre é a criança. Por isso, o quanto sua vida futura será sadia ou doentia vai depender de até que ponto a cultura sociofamiliar e comunitária conseguirá favorecer, ou não, a sua adaptabilidade. O estresse e a violência tornaram-se fatores presentes e, infelizmente, indissociáveis em nosso viver atual; saber como evitá-los, diminuí-los e enfrentá-los é uma tarefa para todos os profissionais da área de saúde. Viver em risco é natural, inerente à nossa sociedade, mas o que está se tornando cada vez mais recorrente é o viver em condições de acúmulo de riscos. Conviver com um ou dois riscos é até natural e suportável, mas as pesquisas mostram que o acúmulo de riscos acarreta sérias consequências ao desenvolvimento de bebês e crianças (Werner, 1990).

Autores como Rutter, Cichetti e Cohen nos trazem boas novas ao citarem as pesquisas e os resultados no sentido da adaptabilidade de crianças em sérias dificuldades psicossociais. Essa adaptabilidade, essa condição, esse estado de ser, convencionou-se chamar de resiliência. Conforme os dicionários, resiliência é a capacidade que tem um corpo de resilir, ou seja, de ter flexibilidade; após ser submetido a uma ou várias forças energéticas, o corpo reage voltando ao estado normal, mostrando flexibilidade – como, por exemplo, acontece ao apertarmos uma bola de borracha.

Essa resiliência no sentido do humano e do psicológico não é eterna, nem mágica; às vezes pode corresponder, ser efetiva e competente na escola, mas em interações sociais mostrar-se extremamente deficitária. Precisamos desconectar da palavra "resiliência" a ideia de "força hercúlea" ou de "invulnerabilidade absoluta".

Vale a pena lembrar a analogia de James Anthony (1974), que comparou o modo com que três bonecas – uma de plástico, outra de vidro e uma terceira de aço – reagem a uma martelada. Serve aqui, também, citado pelo mesmo autor, o exemplo do mito de Aquiles e seu calcanhar, que terminou com sua invulnerabilidade pelo fato de que sua mãe, ao banhar-se no Rio Tebas e suas águas sagradas, teve que lhe segurar pelo calcanhar, fato que lhe acarretou as consequências de que todos sabemos.

Se por um lado não existe a invulnerabilidade como desejaríamos, por outro é promissor saber pelos estudos e pesquisas que muitos indivíduos (crianças entre eles) submetidos a graves situações de risco mostraram condições de adaptabilidade. Isso permite a nós, profissionais da saúde mental, ao mesmo tempo maiores possibilidades e responsabilidades para agir.

Emy Werner e colaboradores (1990) realizaram um valioso estudo com crianças nascidas em 1955 numa ilha do Havaí. Por mais de três décadas, 505 indivíduos de ambos os sexos foram acompanhados, com foco no curso desenvolvimental dos fatores de risco e nas capacidades de resiliência apresentadas. É extremamente interessante sabermos que uma significativa porcentagem dos avaliados conseguiu apresentar-se aos 32 anos num estado saudável, apesar de conviverem com acúmulo de estresses e de riscos.

Stern e Zeanah (1990) comentam efeitos e possibilidades da resiliência sob o prisma da "teoria das continuidades e descontinuidades", em comparação com a teoria de Freud e outros autores que enfatizaram a fixação e a regressão. Igualmente, estudos de Erickson, Winnicott, Piaget, Vigotsky, Bronfenbrenner, entre tantos outros, permitem-nos ampliar, até de forma antropológica, as repercussões e as consequências do desenvolvimento psicossocial dos indivíduos na formação da resiliência.

Garbarino, por exemplo, enfatiza a capacidade de mudança dos indivíduos e chama a atenção principalmente para o início de vida: "A vida de uma criança não está predeterminada; não há um código genético inalterável que determina o que, quem e como será uma criança". Cada criança tem o potencial de se tornar uma criança muito diferente, e os adultos cuidadores poderão ser os principais responsáveis por quem será essa criança no futuro. Para exemplificar, cito experiências de gêmeos univitelinos cujos quocientes de inteligência (QIs) foram significativamente diferentes quando criados em comunidades diferentes e significativamente similares quando criados na mesma comunidade (Bronfenbrenner *in* Garbarino, 1996). Isso nos mostra que a criança forma sua individualidade e sua identidade de acordo com suas interações, as quais são importantes desde os primórdios de sua existência.

A gestação, o parto, os primeiros momentos da vida, as primeiras relações, a construção e a posterior internalização do apego terão a ver muito com os cuidadores. Disso nascerá, entre tantas vivências, a "empatia", que conduzirá a criança a melhor conviver com o mundo, a conquistar sua adaptabilidade e, consequentemente, a ter segurança e firmeza para, no futuro, buscar uma existência mais saudável, com autonomia, criatividade e vivência grupal.

Estudos sobre o efeito da violência nas guerras e na vida comunitária (de autoria de Ana Freud, Osofsky, Garbarino, Celia e outros) depositam no ambiente e nos adultos o entendimento maior; ou seja, se a proteção é oferecida, as crianças resistem mais aos terríveis problemas dos estresses do dia a dia. Segundo Osofsky, esses estresses levam os bebês até mesmo a sofrerem de transtorno de estresse pós-traumático (TEPT), desvios no comportamento e problemas afetivos sérios; isso vai depender do acúmulo dos estresses e das situações agudas ou crônicas que cada um vive dentro do seu ambiente e de sua cultura, que, como sabemos, são transmitidos interoperacionalmente e, aos poucos, causam perturbações.

Uma medida prática para diminuir os riscos de estresses e facilitar as competências é a capacitação do pessoal da área da saúde em geral, da educação e da própria população, incluindo pais, líderes comunitários, religiosos e políticos. Capacitar pessoal é promover o bem-estar, a saúde e a formação dos vínculos tão necessários para uma autonomia saudável.

Nos cursos de Medicina, é fundamental estimular a empatia, os conhecimentos humanísticos, os conhecimentos dos ciclos da vida; na pós-graduação ou na residência, destaca-se o investimento na formação dos pediatras, grandes agentes de saúde mental nos primeiros anos de vida; nos cursos de Enfermagem, Serviço Social e outros cursos afins, há necessidade, tal como na Medicina, de se privilegiar a área humanística.

Evidentemente, as áreas da advocacia, sociologia, entre outras, não poderão ser discutidas. Ênfase especial deve ser dada aos cursos de magistério e de Pedagogia, responsáveis pela formação dos professores primários e secundários, vitais para a visão do desenvolvimento integral da pessoa.

Na saúde pública, é importante a priorização do trabalho em equipe, a formação dos agentes de saúde e as ações de prevenção e psicoprofilaxia, começando pela atenção à gestante, à parturiente (por intermédio de familiar ou de uma pessoa especializada), às primeiras relações, às primeiras mamadas, aos cuidados parentais e ao reforço da parentalidade. Da mesma forma, em nosso país, é fundamental a capacitação das creches e de estabelecimentos de educação pré-escolar, bem como a atenção às crianças pobres em situação de risco e ao grande número de desnutridos, sempre com a visão integrada da ação preventiva e terapêutica.

A humanização da rede escolar, buscando-se, além do conteúdo propriamente dito, o humano, o interativo, o espaço lúdico, o criativo, o social, colaborará em muito para a busca da melhor qualidade de vida. Medidas além da capacitação profissional precisam ser tomadas para melhorar o ambiente e satisfazer as necessidades básicas dos seres humanos, visando a atenção de higiene, saúde e o fortalecimento das redes comunitárias de ação, como associação de moradores. Entre essas medidas, podemos citar o estabelecimento de centros de convivência nas vilas ou até mesmo fora delas, em sistema de coparticipação ou cogestão, em que se oferecem espaços de convivências democráticas, sociais e lúdicas para crianças, adolescentes, adultos e idosos conviverem, gerirem suas ações e, pela esperança renascida, chegarem a sonhar e a idealizar dias melhores para seu futuro.

Por meio do desenvolvimento interacional, transicional, integral, com especial ênfase no reforço da capacitação dos adultos, poderemos atingir um desenvolvimento organizacional e social que reforçará a identidade de cada pessoa, construída pelas imagens vivenciadas desde o início de suas vidas, com figuras de apego, confiáveis, seguras, internalizadas. Esse desenvolvimento interacional desejado sempre será mais bem obtido quando o ambiente for facilitador no sentido de oferecer melhores condições de adaptabilidade (resiliência) a fim de nos reforçar para enfrentarmos o estressante cotidiano.

REFERÊNCIAS

ANTHONY, J. Children at risk. In: INTERNATIONAL ASSOCIATION FOR CHILD AND ADOLESCENT PSYCHIATRY AND ALLIED PROFESSIONS, 8., 1974. Philadelphia. *Proceedings*... Philadelphia: IACAPAP, 1974. Escritos.

CELIA, S. et al. *Desnutrição, efeitos no desenvolvimento das crianças*. Chicago: Wainn, 1992.

GARBARINO, J. What do we need to know to understand children in war and community violence? In: APFEL, R. J.; SIMON, B. *Minefields in their hearts*: the mental health of children in war and communal violence. New Hansen: Yale University, 1996.

OSOFSKY, J. The effects of violence exposure in young children. *American Psychologist*, v. 50, n. 9, p. 782-788, 1991.

WERNER, E. E. High risk children in young adulthood: a longitudinal study from birth to 32 years. *American Journal of Orthopsychiatry*, v. 59, n. 1, p. 72-81, 1990.

WERNER, E.; SMITH, R. *Overcoming the odds*: high risk children from birth to adulthood. Nova York: Cornell University, 1992.

ZEANAH, C. et al. Implications of research in infant development for psychodynamic theory and practice. *Journal of the American Academy of Child and Adolescent Psychiatry*, v. 18, n. 5, p. 657-668, 1989.

12

Resiliência: projetos de vida*

Salvador Celia

O mundo em que vivemos hoje está sob a égide da violência social, infelizmente não combatida de modo suficiente e não encarada sob a ideia de uma verdadeira epidemia. Não aceitar esse caráter epidêmico é também não reconhecer que o problema é uma questão mundial de saúde pública. Se não o tratarmos como tal, se não nos mobilizarmos, difícil ou quase impossível será a nossa sobrevivência diante desse terrível flagelo.

Em 1994, em São Francisco, Califórnia, reunidos no Congresso da International Association for Children and Adolescent Psychiatric and Allied Professions (IACAPAP), 1.500 profissionais de vários países chegaram a uma triste conclusão, à primeira vista paradoxal: o Primeiro e o Segundo Mundo estavam iguais ao Terceiro e ao chamado Quarto Mundo. Em outras palavras, seja em Porto Alegre, no sul do Brasil, no Rio de Janeiro, na Bósnia, em Boston ou em Paris, todos estávamos submetidos ao mesmo fenômeno e às suas consequências trágicas. Adolescentes, crianças e mesmo bebês já apresentam problemas sérios de ordem emocional, co-mo os transtornos de estresse pós-traumático, tanto agudo como crônico, entre outros, dentro do estudo moderno da psicopatologia do desenvolvimento.

---
* Trabalho publicado no livro GOMES-PEDRO, J. (Ed.). *Stress e violência na criança e no jovem*. Lisboa: Universidade de Lisboa, 1999.

É estranha a sensação ao caminharmos nas ruas de algumas cidades do mundo: a sensação de estar "em casa". Onde quer que se ande, encontramos meninos de rua, mendigos, pessoas comendo restos de lixo e drogados; presenciamos assaltos, empurrões e agressões. É um cenário em que a violência urbana e a miséria convivem com a opulência em taxas surpreendentes.

Recentemente, li um relatório do Banco Mundial que compara as estatísticas de homicídios em alguns países com os indicadores sociais e econômicos, e a conclusão é inevitável: quanto maior a desigualdade social, maiores os problemas de violência. Infelizmente, o Brasil, com produto interno bruto (PIB) de 456 bilhões de dólares, tem um *ranking* de desenvolvimento humano colocado em septuagésima posição e é o campeão da desigualdade social, no sentido de que os 20% mais ricos concentram 32 vezes mais renda do que os 20% mais pobres.

Logicamente, então, um país onde cada habitante recebe em média 3 mil dólares por ano e produz riqueza econômica próxima à do Canadá tem índice menor de violência do que outro, miserável, que gera 65 vezes menos riqueza e tem renda por habitante abaixo de 500 dólares? A resposta é não. O Brasil, o primeiro exemplo citado, tem, proporcionalmente à população, 10 vezes mais homicídios do que Gana, o país pobre. No Brasil, temos 21 homicídios por 100.000 habitantes; em Gana, o índice cai para 2,1.

Evidentemente, o indicador social de desigualdade não é o único fator que causa a violência, mas não deixa de ser um dado de grande importância aliado a racismo, droga, alcoolismo, facilidade de comprar armas, migração, mídia, perda das raízes, etc. Gostaria de lembrar, diante desses fatos, Ortega y Gasset, quando diz "Yo soy yo y mi circunstancia".

Exatamente devido a essas circunstâncias – ambiente, família, comunidade – é que poderemos ser mais ou menos saudáveis. Uma sociedade com circunstâncias tão desfavoráveis para o desenvolvimento, com muitos fatores de risco e poucos fatores protetores, vive dentro dos assim chamados projetos de morte e longe está de conseguir resistências que provêm de projetos de vida.

Uma sociedade com 30% de crianças desnutridas, com grande evasão escolar (só 39% das crianças concluem o curso primário, nível de Quarto Mundo), com taxa de analfabetismo em torno de 20%, com um número apreciável de crianças vivendo das ruas e também nas ruas e com alto índice de trabalho infantil escravo é uma sociedade que viverá com esperanças ausentes ou quase desaparecidas. Com limiar muito baixo de tolerância à frustração e, certamente, com precários vínculos, essa sociedade está destinada à neurose do fracasso e à depressão, a qual, quanto mais cedo atingir o ser humano, mais efeitos causará nele, na comunidade e, consequentemente, no próprio futuro do país.

Preocupados com essa situação, há sete anos, junto com um grupo de técnicos, com o apoio e a pedido do Governo do Estado do Rio Grande do Sul, passamos a organizar um projeto que pudesse ser antídoto, "vacina" mesmo, para enfrentar essa cultura geradora de desesperança, baixa autoestima e problemas de conduta, alguns deles mesmo delinquenciais. Um projeto que buscasse a cultura "antigangue", com base nos projetos de vida, nos vínculos, nas potencialidades do indivíduo, do seu grupo, da sua comunidade.

Um projeto social, gerado com as pessoas que dele iriam se beneficiar, embasado nos seus conhecimentos – pois, se não fosse assim, o projeto não sobreviveria –, um projeto que valorizasse essa cultura, que abrisse espaços físicos, mentais, afetivos, para desabrocharem as suas potencialidades; um projeto reforçado por uma das suas vivências mais preciosas, responsáveis pela sua sobrevivência: a solidariedade já existente entre eles. Um projeto que os tratasse de modo diferente, que oferecesse mais suporte para os que têm menos e que pudesse funcionar como, no dizer de João Gomes-Pedro, que muito nos honrou com a sua visita e sabedoria, que servisse de "teia de aranha" flexível e resistente.[*] Um projeto que aproveitasse os "talentos", as potencialidades, pois era notória a resistência, o crescimento e o desenvolvimento de alguns, apesar das mais difíceis

---
[*] Comunicação oral não publicada.

situações. As pessoas que conseguem superar os problemas da vida são dotadas dessa "força", dessa "perícia", desse "olhar" profundo e sensitivo, em outras palavras, a "resiliência".

Quem eram os nossos "resilientes"? Pessoas pobres, alguns vindos de migração interna, mas com amigos e parentes próximos, alguns frequentadores de associações comunitárias, muitos com fé na religião, alguns, na verdade poucos, com esperanças políticas de que a situação viesse a melhorar, alguns com possibilidade de terem os seus filhos atendidos por eles ou vizinhos enquanto trabalham, alguns com a presença de avós com sentimento de pertencer a uma família e ter "um suporte", funcionalidades que acarretam, sabemos nós, como consequências, mais segurança e confiabilidade, ou seja, uma "base segura" segundo Bowlby.

Tais pessoas, participantes e líderes de entidades (associações de bairro, clube de mães, de escolas, de religião, de sindicatos), deveriam colaborar e participar ativamente do projeto, participando da formação do conselho comunitário que iria fazer cogestão com os técnicos do governo. Essas pessoas teriam as suas possibilidades ampliadas, reforçadas e, principalmente, ajudariam a construir a "teia" para um grande número de pessoas que vivem na "cultura da desesperança", da falta de instrumento nas áreas da saúde, moradia, educação, cultura, lazer, enfim, da falta de cidadania e, consequentemente, de autoestima. Pessoas essas carenciadas desde o ventre materno, com privações nutricionais e afetivas; crianças sem o direito de brincar ou mesmo de "curtir uma família", com pais ou avós ausentes; adolescentes negligenciados e sem limites; mulheres sem apoio psicossocial e mesmo vítimas de violência; idosos abandonados ou desrespeitados; enfim, excepcionais, tanto crianças como adultos, desamparados. Um projeto para essas pessoas compensarem suas carências, buscarem a sua identidade, enquanto outros mais resistentes se sentiriam mais reforçados e mais competentes para enfrentarem as tarefas e os desafios e os estresses da vida.

Foi, então, estabelecida uma ação conjunta de participação da comunidade e do governo, para ocuparem um espaço amplo e privilegiado na Zona Norte de Porto Alegre, dotada de indicadores sociais muito baixos. O espaço – fábrica de cerâmica falida, cujos prédios precisavam de reconstrução – induzia as pessoas a acreditarem que aquilo era um sonho muito difícil de ser alcançado, ainda mais se tratando de um projeto político. Outros projetos, como a construção de um quartel, de uma prisão ou de uma nova fábrica, já existiam e pareciam ter maiores possibilidades políticas e financeiras de serem executados. Venceu a decisão governamental pelo social, e a proposta passou a ser construída. Essa área serviria como sede e referência de um projeto mais amplo, que deveria atingir outros espaços e outras comunidades. Tal como a filosofia do projeto, ele serviria de referência de laboratório do social para outros espaços e outras comunidades.

Vínculo, apego, independentização, autonomia, ação grupal, espaços lúdicos, criatividade, direitos, solidariedade, competência, suporte, refúgio, autoestima e convivência foram palavras que passaram a fazer parte do projeto. Para seguirmos em frente, precisávamos integrar essas palavras e os conceitos por elas representados com as áreas de saúde, educação, direitos, lazer, desporto, tecnologia, cultura, profissionalização, pois, entendendo o ser humano como biopsicossocial, ambiental e político, tínhamos que ampliar ao máximo a ideia geral de integração e evitar atitudes iatrogênicas, como dissociação, separação, individualismo, entre outras. Precisávamos de uma integração também das pessoas nas mais variadas situações sociais e idades.

Tudo começaria pelo vínculo, e a mulher precisaria ser uma das mais privilegiadas das ações do projeto. Surgiu uma atenção especial para ela, o Centro de Apoio, com atividades psicossociais e jurídicas, onde a condição da gestação seria beneficiada no atendimento de apoio individual e de grupo, no diagnóstico da situação e no acompanhamento após o nascimento do bebê. Poderíamos dizer mesmo que a saúde mental começa no investimento na mulher e no bebê, evidentemente sem nos descuidarmos das crianças, dos adolescentes, dos idosos.

O que seria, então, esse projeto que privilegia tanto fatores protetores, que acredita tanto nos talentos e potenciais? Centro de saúde, centro de cultura, centro de desportos e recreação, centro profissionalizante, centro educacional, centro de defesa dos cidadãos, centro de tecnologia. Enfim, um centro com todas essas referências baseadas no humano e, como tal, na vida; por isso, escolhemos o nome de "Vida Centro Humanístico".

Surgiram, então, Unidades Didáticas para o seu melhor funcionamento, como a área da promoção da saúde e da prevenção de doenças, a de cidadania, a de expressão (cultura) e trabalho e a de desporto, recreação e lazer, que acolhem quase 60 atividades, oferecendo vários espaços e oportunidades diversas aos seus frequentadores. Na área da saúde, entre outros programas, a atenção à mulher e ao bebê, com esse combate à "cultura do fracasso" e à violência social, o projeto passou a atender algumas comunidades carentes próximas ao Centro. Buscou-se uma ação de atendimento emergencial das crianças até os 6 anos em situação de risco, com graves problemas de saúde, além de sempre tentar transformar os frequentadores em pessoas que pudessem multiplicar potencialidades nas suas comunidades.

Em nosso país, a violência social atinge desde cedo os bebês, com o flagelo da fome. A taxa de desnutrição é mais alta nas regiões Norte e Nordeste, mas até mesmo uma região mais desenvolvida, como a região Sul, convive com índices de desnutrição próximos dos 15%. Em face dessa cifra terrível, não perdemos a capacidade de nos indignar; afinal, o nosso estado ou província é conhecido como celeiro exportador de alimentos, o que caracteriza uma perversão econômica social do tipo que convencionei chamar "psicopática".

Perto do nosso Centro, tínhamos exemplos dessa situação. No atendimento a essas crianças, descobrimos, entre 300 famílias moradoras de uma das vilas pobres, a incidência de 23% de crianças desnutridas. No nosso estudo, constatamos também que pessoas que viviam nas mesmas condições socioeconômicas e culturais não apresentavam esses problemas. Eram os resilientes, fato esse que nos levou a aprofundar os estudos.

Tais "resilientes" haviam migrado do interior também, mas não perderam os vínculos com amigos e familiares próximos; as mães não tinham sido abandonadas, negligenciadas ou maltratadas, não tinham tentado o aborto e tinham recebido o apoio de um companheiro ou esposo; o tempo de amamentação entre as mães resilientes foi de 195 dias, comparado com 57 dias entre as mães sofredoras.

Logo percebemos a relevância desses dados psicossociais. No Inventário de Beck, as mães dos bebês desnutridos apresentaram 100% de depressão, enquanto as outras mães não apresentaram problemas. O estudo das interações mãe-bebê apresentava uma série de peculiaridades, como a falta do olhar cara a cara e a falta de estímulos. Na hora das refeições, era flagrante o desajuste das interações, acompanhado por atitudes bizarras, estereotipadas e, por vezes, agressivas.

Foi estabelecido um trabalho de assistência integral, tanto para as mães como para os bebês, dentro de uma creche comunitária instalada pela comunidade. Atenção especial – além de cuidados com a nutrição – foi dedicada ao atendimento às carências maternais. Psicologicamente, foi utilizada a terapia da empatia e do reforço para essas mulheres e esses bebês em situação com tantas desvantagens psicossociais. Considerando o que Winnicott nos fala sobre o "rosto da mãe" ser espelho do bebê, é evidente que esse bebê terá dificuldades para interagir e se desenvolver. Com a ação integral da equipe de saúde e do apoio da comunidade, o projeto evoluiu nesses três anos, promovendo uma significativa melhora dessas crianças e da situação de apoio social gerada pela própria comunidade.

No Centro Humanístico propriamente dito, 60 atividades são desenvolvidas, buscando-se a integração de vários programas, tais como: o programa da criança em situação de risco social, o programa da integração dos excepcionais, o programas do idoso, entre outros, além daqueles que envolvem a comunidade em atividades de lazer, desporto e convivência. A possibilidade de ser acolhido, de sentir-se parte do projeto, de poder escolher atividades múltiplas, de ocupar o seu tempo, de conviver, de trocar experiências com outras pessoas de diferentes idades e vivências, tem levado, segundo os nossos estudos de observação, a uma mudança de hábitos e comportamentos afetivos e sociais. Do ponto de vista afetivo, essa mudança se caracteriza pelo reforço na autoestima; do ponto de vista social, pela conquista de um estágio de cidadãos que atuam na transformação social em famílias e comunidades, em suma, um estágio de "agentes multiplicadores".

Essas conquistas e esse reforço na autoestima, que a filosofia humanística do Centro trata de oferecer na prática, têm muito a ver com as interações que ocorrem no desenvolvimento de um bebê. Todo bebê necessita adquirir, sentir, perceber e introjetar um senso positivo de valor próprio, que irá contribuir para o sentimento de bem-estar e para reforçar as suas lutas na sobrevivência atual.

Aos "olhos da criança", o "senso de valorização própria" é essencial para vencer tarefas e superar estágios do desenvolvimento. A criança que não experimenta a sua valorização nos "olhos dos pais" sente medo de abandono e insegurança para enfrentar os seus desafios existenciais. Todas as estruturas da personalidade devem contribuir para a manutenção da autoestima, tarefa fundamental e necessária não só na infância, mas em todas as etapas e ciclos da vida.

Após cinco anos na prática decorridos de existência e sobrevivência (acrescidos de dois anos prévios de estudos e debates comunitários), o impacto do projeto é perceptível pelo que é falado, pelo que é sentido, pela referência, pela imagem descrita pelos frequentadores, pela credibilidade adquirida e pelos estudos da sua aplicação em outros lugares. Mas esses breves anos de prática também nos mostram que só a luta constante e o revisar permanente de atitudes poderão orientar o projeto a caminhar com a bússola firme orientada ao bem-estar, à cultura "antigangue", à valorização da vida, apesar de todos os projetos de morte existentes na sociedade.

No mundo em que o instrumento social se passa muito "no discurso", a nossa sobrevivência em uma história de muitas lutas de resistência aponta-nos que, enquanto a comunidade estiver junta, a sua autoestima resistirá a tudo, e poderemos continuar pensando em um futuro mais humano e, em consequência, mais promissor. Esse futuro estará mais próximo quando realmente a comunidade assumir as rédeas desse futuro, passando o governo a ser um efetivo colaborador, e não o principal agente. Aí poderemos sentir, na verdade, que as condições proporcionadas para se criar os "anticorpos não rejeitantes" e os "vínculos" foram tão fortes a ponto de o apego adquirido conduzir à autonomia e à independentização, enfim, ao desapego crescido na cultura da esperança.

Buscando funcionar como a "teia" flexível ou "espelho" winnicottiano, pela interação, evidentemente não fácil de ser conseguida, de múltiplas atividades em cinco unidades didáticas, com 3 a 4 mil clientes ou participantes, o Centro tem atingido os objetivos, em especial: quando as linhas que mostram a sua orientação são atendidas, como o respeito às decisões e supervisões dos órgãos comunitários; quando os profissionais que trabalham são atendidos nas suas necessidades básicas de diálogo e de desenvolver as suas potencialidades e criatividades; quando o governo segue mantendo a sua participação efetiva no sentido do aporte financeiro e de não intervenção exagerada; e, por fim, quando os participantes e "clientes" sentirem que essa engrenagem social continua sendo legitimamente deles.

Dependendo, é claro, das situações sociopolíticas do momento, por exemplo, mudanças de governo, dificuldades burocráticas de apoio financeiro e mesmo político prioritário, atitudes diretivas iatrogênicas da direção, o Centro e as pessoas nele envolvidas passam a sentir insegurança, só contornada ou resolvida com estudo e debate geral das dificuldades decorrentes das interações localizadas nos vários setores citados.

Termino a minha participação lembrando a homenagem de Fernando Pessoa, esse notável poeta, a todos que lutam por um mundo mais humano e que não perderam a capacidade de se indignar. Este poema – parte de sua imensa e rica obra – nos lembra a confiança, o apego e a possibilidade de sonhar e ter esperanças, tema desta comunicação.

Manhã dos outros! Ó sol que dás confiança
Fernando Pessoa

Manhã dos outros! Ó sol que dás confiança
  Só a quem já confia!
É só à dormente, e não à morta, esperança
  Que acorda o teu dia.
A quem sonha de dia e sonha de noite, sabendo
  Todo o sonho vão,
Mas sonha sempre, só para sentir-se vivendo
  E a ter coração.
A esses raias sem o dia que trazes, ou somente
  Como alguém que vem
Pela rua, invisível ao nosso olhar consciente,
  Por não ser-nos ninguém.

REFERÊNCIAS

BOWLBY, J. O papel do apego no desenvolvimento da personalidade. In: BOWLBY, J. *Una base segura*: aplicaciones clínicas de una teoría del apego. Porto Alegre: Artes Médicas, 1989.
CELIA, S. et al. *Vida Centro Humanístico*: una experiencia comunitaria en la formación de vínculos en la adolescencia, salud y enfermedad. Montevidéu: Edicionesde la Banda Oriental, 1992.
CELIA, S. *Desnutrição e desenvolvimento infantil*. Chicago: Waipad, 1992.
ORTEGA, Y.; GASSET, J. *Meditaciones del Quijote*. Madri: Madrid Residencia de Estudiantes, 1914.
PESSOA, F. *Poesias*. 15. ed. Lisboa: Ática, 1995.
WINNICOTT, W. D. *Da pediatria à psicanálise*. Rio de Janeiro: Francisco Alves, 1978.

13

Resiliência: pele psicossocial*

Salvador Celia

O QUE É RESILIÊNCIA

Sabe-se que nem todos os indivíduos reagem da mesma maneira às adversidades psicossociais. Alguns, mesmo passando por terríveis experiências, não apresentam sequelas graves. Nas últimas décadas, esse fenômeno tem ocupado a atenção dos pesquisadores, na esperança de obter essa capacidade – a resiliência – por meio de processos preventivos. A hipótese implícita é a de que, se soubermos o que permite às pessoas superar graves experiências negativas com danos mínimos, teremos os meios de aperfeiçoar a resistência ao estresse e às adversidades.

Rutter, em 1978, propôs a denominação "resiliência" a esse fenômeno que, na física, significa o grau à fragilidade de um corpo, ou seja, sua resistência aos choques; a fragilidade é tanto menor quanto maior a resiliência. Ajuda a compreender esse fenômeno o singelo exemplo da bola de tênis, que volta à forma original quando

---

* CELIA, S. A capacitação da resiliência e a formação da pele psicossocial (envelope). In: CORRÊA FILHO, L.; CORRÊA, M. E. G.; FRANÇA, P. S. (Org.). *Novos olhares sobre a gestação e a criança até 3 anos*. Brasília: L. G. E., 2002.
CELIA, S.; SOUZA, R. P. Risco e resiliência. In: COSTA, M. C. O.; SOUZA, R. *Adolescência –* aspectos clínicos e psicossociais. Porto Alegre: Artmed, 2002.

cessada a compressão, diferentemente da bola de pano que permanece deformada após sofrer a mesma pressão. Com efeito, "resiliência" é uma noção próxima ao conceito psicológico; o termo foi definido por Rutter e Garmezy como "a capacidade de recuperar e manter um comportamento adaptado após um dano". Alguns autores costumavam se referir às crianças fortes como invulneráveis. Entretanto, o conceito de invulnerabilidade foi pouco útil, pois parecia trazer uma resistência absoluta ao dano. Sabemos que, na realidade, a suscetibilidade ao estresse é um fenômeno gradual. Algumas pessoas são mais resistentes, mas todas têm seu limite. Felizmente, essa ideia extremada perdeu força e foi substituída pela de resiliência.

A FORMAÇÃO DA RESILIÊNCIA

A resiliência situa-se tanto no *indivíduo* quanto no *contexto social*. Varia de acordo com a etapa de desenvolvimento. Não decorre como resposta única aos diferentes fenômenos da vida. Segundo Rutter, a resiliência não se baseia em evitar experiências de risco, mas em uma exposição controlada. Não supõe características de saúde excepcionalmente positivas. Nem em conviver predominantemente com experiências boas. É de se salientar também os estudos de *follow-up* realizados em meados do século XX por E. Werner, nas populações do Havaí, ao revelar que 80 entre 200 indivíduos jovens que viviam sob muitos riscos mostraram-se saudavelmente adaptáveis à vida adulta.

Esses autores nos conduzem a pensar na importância de viver em famílias com bom nível de funcionamento e de receber orientação, firmeza e limites dos pais ou de outras figuras familiares. Jovens crescendo em ambientes assim, com alto nível de aspiração educacional, adquirem um sentido de esperança para a vida e uma direção firme para o futuro.

Além da família, outros fatores influenciam a formação da resiliência, a "pele psicossocial": o quociente de inteligência (QI), o ambiente comunitário dos bairros e das cidades, as instituições sociais, as escolas, os professores e a capacidade de confiar em instituições políticas, sociais ou religiosas, pois todas conseguem fomentar a cultura da resiliência. Todavia, parece que o fator mais favorecedor, mais integrador, mais energético para a resiliência é, sem dúvida, a existência de um apego seguro, conseguido nos primeiros anos de vida. A possibilidade de se sentir amado e de ter alguém para amar traz a sensação de confiabilidade e segurança para se conseguir a "base segura" descrita por Bowlby, que nos fornecerá o necessário desapego. A meta do apego é a busca do desapego saudável, ou seja, a capacidade de se independentizar, de chegar à autonomia.

Rutter acredita na existência da resiliência quando existir a interação de fatores como a credibilidade, a capacidade de ação, a existência de autossuficiência e a capacidade de lutar ante uma situação de estresse, tudo conseguido numa interação ou sistema social. Alcançar a cultura da resiliência envolve a "transparência psicossocial" oferecida pelo sistema interacional comunitário em que vivemos, oferecida pela pequena ou grande comunidade onde podemos sublimar nossos traumas, tornando-os socialmente adaptáveis, frutos da energia social proveniente da interação grupal, da qual também fazemos parte.

Refiro-me a um tecido psicossocial, a uma rede de interações e conexões, tal como no cérebro humano desenvolvemos a inteligência e a capacidade de empatia pela interação e estimulação social. Para isso, precisamos encontrar em nossos "cuidadores" – mãe, pai ou substitutos – pessoas suficientemente capazes de serem, como lembrou Winnicott, o "espelho", a identificação para o bebê desenvolver as suas competências e, com isso, diria eu, também a de seus pais.

Esses cuidadores e suas ações formam uma pele protetora que consegue nos dar proteção, segurança, nos "envelopando" no início da vida sem nos "amassar". O envelope não deve ficar só na família, mas também alcançar a grande comunidade, um espaço geográfico com mitos, crenças e, principalmente, pessoas, valores e interações psicossociais.

A PARTICIPAÇÃO DA COMUNIDADE E DOS ESTUDANTES DE MEDICINA

Vale a pena lembrar o título do livro de Hillary Clinton, *It Takes a Village to Raise a Child* (1996), como uma ideia a ser seguida: a de que uma criança cresce numa comunidade sem perder a individualidade.

Neste artigo, irei mostrar algumas situações que envolvem atendimento domiciliar, institucional e comunitário na busca da capacitação da resiliência. A primeira referência é feita por estudantes da Faculdade de Medicina da Universidade Luterana do Brasil (Ulbra), onde desde 1996 sou um dos professores da disciplina Ciclos da vida na prática médica.

No início de sua formação, os estudantes recebem a responsabilidade de observar gestantes, mães e bebês semanalmente, numa vila popular nas cidades de Canoas ou Porto Alegre. São realizadas visitas semanais em que as observações são trazidas para supervisão e orientação; o aluno é um observador ativo e muito cedo se transforma em agente de saúde e de mobilização social. Há um cuidado com as atenções primárias de saúde, como nutrição, higiene, vacina, etc., mas especial ênfase é dada à observação da interação pais-bebês e a competências do bebê e de seus pais.

Os resultados adquiridos até aqui são significativos, tanto para famílias e bebês, que passam a contar com um "agente de saúde", quanto para os futuros médicos, que passam a mostrar uma visão mais integral e humanística da relação médico-paciente. É um ensino ligado à realidade social e atual para a formação de médicos generalistas, função na qual é essencial saber escutar, olhar, dar conselhos e enfocar a prevenção sem descuidar da arte de tratar.

Na prática comunitária da realidade brasileira, os estudantes avaliam os fatores protetores, os fatores de risco e, principalmente, o que pode ser feito para favorecer a resiliência. A arte de observar a relação pais-bebês tem levado à possibilidade de precocemente diagnosticar os problemas decorrentes de uma interação disfuncional, muitas vezes no reconhecimento da prevalência da depressão materna (20%) ou até mesmo de negligências e abusos. Com a ajuda dos estudantes, esses problemas estão sendo diminuídos. Na verdade, essa "cultura" da visita domiciliar está tornando os alunos mais resilientes para a prática da medicina.

O CASO DE CANELA: UM "LABORATÓRIO" PARA A CAPACITAÇÃO DA RESILIÊNCIA

O segundo exemplo a ser seguido é o do fomento da cultura da resiliência na grande comunidade. Buscamos a cidade de Canela, no Rio Grande do Sul, com 30 mil habitantes e índices médios de desenvolvimento humano, para desenvolvermos nossas capacidades de mobilização comunitária na busca de chegarmos ao estágio de que a própria comunidade se transforme em "agente terapêutico".

Estudos científicos, entre eles o de Srouffe, nos Estados Unidos, mostram que os efeitos da pobreza nos bebês acarretam problemas muito sérios para o seu desenvolvimento, como de aprendizado e formação social da personalidade. Somos sabedores também de que a melhor socialização da informação sobre o desenvolvimento dos bebês, o apoio às competências familiares e a terapia dos pais negligenciados e abusados melhoram consideravelmente o índice de desenvolvimento dos bebês. Então, com o apoio do poder público – executivo e legislativo – e das lideranças comunitárias em geral, passamos a desenvolver o projeto "O Bebê e seu Mundo, ou sua Comunidade".

A grande sensibilização ocorre durante a "Semana do Bebê", já realizada em 10 edições. Para se ter uma ideia, o primeiro bebê que nasce no início dessa semana recebe o título de Prefeito da Cidade, e vários troféus especiais são entregues (*melhor canção de ninar, melhores fotografias, melhores redações*) entre os estudantes colegiais, junto com outros prêmios.

Ao longo da Semana do Bebê, é realizado um importante seminário científico, com a participação de profissionais de saúde, educação e cidadania, além de palestras nos bairros sobre os temas da primeira infância. Especial atenção é dedicada aos adolescentes de Canela, pois lá também temos uma prevalência significativa de gestações (26%) nessa etapa da vida. A semana termina com a Bênção Ecumênica dos Bebês e Pais, e as atividades culminam no desfile dos bebês na busca da Cultura, do Amor e da Paz, para que essa "magia" dos bebês possa se desenvolver em todos nós.

Nas campanhas nacionais de vacinação, são realizados o acompanhamento e a avaliação da interação mãe-bebê; os possíveis casos com tendência a necessitar de cuidados são encaminhados para os agentes de saúde (27) e profissionais das áreas da saúde, educação e cidadania. No decorrer do ano, atenção especial é dada à supervisão e formação dos agentes de saúde e profissionais que atendem a primeira infância.

Estamos realizando um estudo longitudinal de 98 famílias para avaliarmos os índices de desenvolvimento desses bebês. Em nossa pesquisa de 98 famílias de bebês até 1 ano, encontramos dados significativos sobre a depressão materna, a interação com o bebê, o tempo de aleitamento materno, o número de filhos, a idade da mãe, a escolaridade materna, a higiene e a limpeza do bebê. Todos esses índices são seguidos inclusive para verificar ou não a existência de negligência e maus-tratos familiares.

Há, no momento, em consequência dos resultados do trabalho de cinco anos, um interesse, um grau de conscientização comunitária e dos técnicos do município, uma sensibilidade especial na melhor atenção à saúde, à educação (creches) e aos cuidados sociais, com melhora dos índices psicossociais (mortalidade, prematuridade, falta de creches, etc.). Parece que Canela e sua população acreditam ser um laboratório para a busca da capacitação de uma melhor resiliência futura.

TRABALHO INSTITUCIONAL

Nosso relato final é dedicado ao trabalho institucional. Desde 1992, junto com integrantes da equipe do Instituto Leo Kanner (Norma Beck, entre outros colegas), participamos de um trabalho voluntário, numa instituição tradicional criada há quase 50 anos, dirigida e assistida por destacadas mulheres da sociedade porto-alegrense.

Entre tantas atividades existentes, destacarei duas: a casa para adolescentes e a creche para crianças de até 2 anos de idade. A casa atende adolescentes grávidas em situação de risco psicossocial. A maioria delas sofreu negligência, abusos físicos, emocionais e sexuais durante a infância, e, ao engravidarem, as dificuldades muitas vezes se exacerbam: são expulsas de casa, vivem na rua e acabam acolhidas pelos conselhos tutelares, razão de muitos dos encaminhamentos para essa instituição.

Suas carências múltiplas e suas interações vinculares deficitárias ou ausentes terminam por levar a maioria a ser portadora de apego evitante ou desestruturante. Não seria difícil imaginarmos que, até mesmo como "defesa psicológica", na sua estrutura tão sofrida, as adolescentes viessem a apresentar tal situação. Como acreditar, confiar, respeitar, ter limites, em relação a novas pessoas ou novas instituições, quando as imagens internalizadas são tão aterradoras e frágeis? Será possível que elas, com essas histórias tão sofridas, tão mal encaminhadas, às vezes por elas mesmas, venham a se transformar e se tornar merecedoras desse apoio social, dessa rede formada pelo ambiente físico, emocional e da equipe de cuidadores?

Este é um desafio permanente a ser vencido: transformar o ambiente, essa pele psicossocial, pela ação dos "tutores da resiliência", no envelope capaz de proteger, dar suporte, dar apoio para que, assim, se possa sair da situação de "vítima e agressor", da dependência para a autonomia e a independentização, criando empatias para melhor interagir e acreditar em si e nos outros. E, a partir daí, assumir o papel da parentalização e da filiação tão necessárias para um encaminhamento de um futuro mais saudável, se não para a nova díade, pelo menos para o bebê. Mesmo acreditando no valor da interação dos primeiros anos, não deixamos de pensar como Fonagy, que diz, citando Fraiberg: "história não é destino".

O envelope (ambiente) precisa estar formado e conscientizado de que é possível buscar algo para fortalecer a resiliência, com base em fatores que favoreçam a credibilidade e a autossuficiência.

Precisamos acreditar na independentização, e não favorecer só a dependência, acreditar sempre que o "lar" e suas vivências são embasadas no cotidiano, e, como tal, vivemos bons e maus momentos.

Para esse "envelope" ser suficientemente protetor, várias ações são realizadas. O funcionamento da casa é pensado e coordenado por voluntárias que a administram financeiramente, dando segurança ao ambiente para que os demais cuidadores, "equipe técnica e de apoio psicossocial", realizem o seu trabalho da melhor forma possível. É de se salientar que 65% das despesas da casa são autogeridas por atividades profissionalizantes como de padaria, lavanderia, na qual as próprias gestantes terminam por serem colaboradoras.

Há uma reunião semanal para se discutir interações e vivências cotidianas, em que a energia social é muito observada e estimulada. Há um intenso cuidado com a individualidade dentro do coletivo; procura-se oferecer possibilidades de entrevistas com técnicas de abordagens "interativas" e desenvolvimentistas, enfocadas no reforço positivo, além da compreensão psicodinâmica necessária para se desenvolver a transparência psíquica descrita por Monique Bydlowski.

Conseguir falar de traumas e vivências infantis só ocorre quando se alcança uma relação mais confiável com o ambiente e com o "cuidador especial", situação essa atingida ao encontrarmos, no ambiente e no cuidador, as vivências da boa mãe, ou da avó do futuro bebê. Se isso é alcançado, a futura mãe passa a se sentir mais confiante e capaz de interagir com o bebê, tanto antes de ele nascer como após o seu nascimento.

RESILIÊNCIA: "VACINA" CONTRA ADVERSIDADES PSICOSSOCIAIS

Segundo Rutter, a resiliência não se baseia em evitar experiências de risco, mas na exposição controlada. Não supõe características de saúde excepcionalmente positivas. Nem em conviver predominantemente com experiências boas. A imunidade natural às infecções ou a induzida por vacinas surge pela exposição controlada ao microrganismo patógeno, e não por evitá-lo. A resistência à infecção decorre da experiência em afrontar com êxito doses menores ou versões modificadas do microrganismo patógeno. Aplica-se o mesmo raciocínio na exposição ao estresse e à adversidade psicossocial.

Outro fato importante no estudo da resistência às doenças é que o risco ou as influências protetoras podem surgir de marcadas experiências nos primeiros meses ou anos de vida, mas não há garantia de que os fenômenos decorrentes sejam sempre benéficos. Por exemplo, é conhecido o fato de que a hiponutrição, relacionada ao baixo peso ao nascer ou aquela ocorrida durante o primeiro ano de vida, cria uma tendência no indivíduo em adotar uma dieta excessivamente gordurosa. Isso, em consequência, traz maior risco de coronariopatia na idade madura.

Outras vezes, a mesma característica pode servir de risco em uma situação e fator protetor em outra. Por exemplo, o traço genético para a enfermidade drepanocítica é obviamente um fator de risco, mas também um fator protetor contra a malária.

RISCO E RESILIÊNCIA

No terreno psicossocial, a adoção pode proteger do risco uma criança nascida em uma família com grave disfunção (caótica), mas a própria adoção, quase sempre, traz consigo outros problemas psicológicos, que em geral não costumam ser pequenos. A maioria das experiências não compartilhadas exerce maior efeito do que as compartilhadas. Por exemplo, uma atmosfera familiar conflituosa ou sem carinho pode ser menos danosa do que castigar um filho e favorecer outro.

A individualização das experiências também precisa ser considerada. Quando existe um fator de risco na família (como desentendimentos ou transtorno mental da mãe ou do pai), uma forma de proteção pode ser os filhos se manterem a alguma distância do que está ocorrendo, procurando não se envolverem. Em outra situação, quando uma criança tem um genitor com doença mental grave, pode ser protetor para ela reconhecer que seu pai está doente e manter vínculos afetivos mais importantes fora da família.

É muito importante, também, saber a origem das experiências adversas. Algumas crianças recebem uma carga muito maior de riscos psicossociais do que outras. Assim, as ações e o comportamento das pessoas têm muito a ver com o tipo de ambiente onde se desenvolveram.

O CLÁSSICO ESTUDO DE ROBINS

Um estudo clássico de Robins (1966) revelou que crianças com transtornos da conduta vieram a ter, na idade adulta, taxas muito mais elevadas de desemprego, amizades impróprias, casamentos fracassados, falta de apoio social e pobreza do que o grupo testemunha. Na realidade, as adversidades da vida adulta representavam a continuidade dos problemas psicossociais. Mas também é certo que, devido ao comportamento desses indivíduos, criou-se uma variedade de experiências de risco que os predispôs à depressão e a outros quadros psicopatológicos.

MEDIDAS FAVORÁVEIS À RESILIÊNCIA

Planificação. Pesquisas mostraram que, para as crianças de meios desfavorecidos, as experiências positivas na escola tornaram mais provável a planificação de sua vida e, com isso, correr menos riscos. As pessoas que planificaram suas vidas tiveram mais possibilidades de manter uma boa relação conjugal. É sabida a importante influência protetora de um casamento harmonioso entre pessoas cuja conduta não difere da estabelecida pela sociedade.

Autoestima e fatores protetores. Apesar de incompletos, os estudos permitem chegar a algumas conclusões. São fatores protetores aqueles que: (a) reduzem as repercussões do risco por efeitos sobre o risco propriamente dito, modificando a exposição ao risco ou a participação nesse risco; (b) diminuem a probabilidade da reação negativa em cadeia, resultante do encontro com o risco; (c) promovem a autoestima e a eficiência por meio de relações pessoais que oferecem segurança e apoio ou mediante o êxito na realização de tarefas; e (d) criam oportunidades de acesso a recursos ao indivíduo. É muito provável que o êxito em uma área confira às pessoas sentimentos positivos de autoestima e eficiência, que tornam possível a confiança necessária para tomar medidas que lhes permitam saírem-se bem em outras provas da vida.

"Endurecimento". Devido às variações individuais na suscetibilidade ou na vulnerabilidade às experiências adversas anteriores, alguns "endurecem" para enfrentar novas vicissitudes. A resiliência produz-se nas áreas individual (características da personalidade: autonomia, autoestima e orientação social positiva), familiar (coesão, calor e ausência de desavenças na família) e social (disponibilidade de sistemas externos de apoio que favoreçam os esforços de adaptação das crianças e dos adolescentes).

Modelo PCAP de resiliência

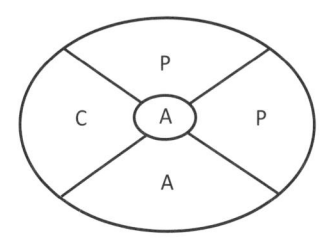

Gente (*People*): um adulto que o cuida e ao qual se apega – um grupo de trabalho de adultos que se envolve na vida do adolescente. Contribuições (*Contribution*): aproveitamento das oportunidades de envolver a família, a vizinhança e a comunidade na atenção à juventude. Atividades (*Activities*): na escola e na comunidade, para que desenvolvam senso de apego/posse. Lugar (*Place*): um local para a juventude se reunir, congregar, desenvolver relações de amizade com a supervisão de adultos.

A Organização Mundial da Saúde (OMS) fala em saúde não meramente como ausência de doença, mas como bem-estar. De forma semelhante, resiliência não é apenas ausência de risco, adversidade ou estresse, mas ter ou criar condições para enfrentá-los. Sabe-se que o maior motivo de sofrimento entre os adolescentes não são as infecções, mas os problemas sociais e comportamentais. Assim, a preocupação para este novo milênio é a de diminuir o impacto dos fatores adversos e ampliar os fatores de proteção, favorecendo, com isso, a resiliência dos jovens.

EXPERIÊNCIA INSTITUCIONAL

Vejamos agora um exemplo clínico que possa ilustrar a capacitação da resiliência tão necessária para chegarmos aos estágios de parentalização e filiação, envolvendo o atendimento à mãe e ao bêbe. As citações a seguir foram vivenciadas numa entidade assistencial, dedicada a gestantes adolescentes e a seus bebês, em situação de abandono social.

HISTÓRIA NÃO É DESTINO

Maria chegou aos 18 anos de idade, no sexto mês de gestação, desempregada e sem moradia, abandonada pelo namorado e de relações rompidas com a família. Sua aparência era descuidada, e seu temperamento, retraído. Falava pouco, mantinha-se desconfiada. Era visível seu afeto deprimido. Tinha história de maus-tratos e de perdas na infância. Desde a chegada, dizia que queria cuidar do bebê que iria nascer.

Nasceu Roberto. Contatos com a família e namorado foram feitos, sem obtenção de resposta. Maria passou a tornar-se muito irritada com o bebê e não conseguia cuidar dele adequadamente.

Roberto apresentava automutilação, não ganhava peso, vomitava frequentemente, dormia mal e chorava muito. Mesmo desnutrido, tinha um olhar penetrante, como que pedindo ajuda.

Maria não aceitava ajuda das companheiras que queriam cuidar do bebê. Reagia de modo irritado e oposicionista a todas as colocações sobre a sua forma de agir. Passou a ser criticada e rechaçada. Estabeleceu-se uma contratransferência negativa da equipe com ela e muito positiva com o bebê, que lançava olhares de pedido de ajuda.

Revisou-se a forma de agir com Maria. Houve mais entendimento, preocupação e reforço pelos terapeutas da mãe, que passou a participar de atendimento individual, além do grupal, enquanto Roberto foi encaminhado para a creche. Paralelamente, Maria conseguiu trabalho e saiu da instituição, indo morar com outra ex-gestante.

Pensamos que a terapia "ambiental" e as atenções especiais modificaram o quadro clínico de prognóstico muito sombrio para Roberto. Construiu-se uma "pele psicossocial" ou "envelope" que facilitou o desenvolvimento da resiliência desse bebê. A resiliência não somente é inata, ela pode ser criada. Com efeito, as ações desenvolvidas pela equipe certamente ajudaram a potencializar as qualidades que preexistiam na mãe, Maria, e em seu filho, Roberto. (Ver quadros elaborados pela psicóloga Norma Beck).

Fatores de risco

Mãe	Bebê	Instituição
Gestação na adolescência	Vítima de maus-tratos	Cuidado fragmentado
Abandono do companheiro	Depressão	Abordagens intrusivas
Falta de suporte familiar	Baixo peso	
Falta de moradia	Automutilação	
Desemprego		
Vivências infantis de maus--tratos e negligência		

Fatores que levaram à resiliência

	Mãe	Bebê	Instituição
Credibilidade	Deu crédito a sua possibilidade de mudança	Apesar das dificuldades, bom desenvolvimento inicial	Crédito na possibilidade de mudança de interação mãe-bebê
Capacitação de ação	Buscou ajuda	Protestou contra a depressão da mãe e provocou mudanças	Revisão do cuidado, trabalho de equipe
Autossuficiência	Conseguiu modificar e cuidar do bebê	Buscava o olhar da mãe, que foi entendido como pedido de ajuda	Manutenção da continência e apresentação de novos modelos de relação
Luta perante situações de estresse	Enfrentou situações de estresse permitiu autoconfiança	Lutou contra a depressão da mãe, impulsionando-a a sentir-se mãe	Possibilidade de reconstrução e de integração à vida

CONSIDERAÇÕES FINAIS

Nessas experiências comunitárias e institucionais, procuramos trazer os ensinamentos decorrentes das vivências no atendimento de pessoas em situações de risco psicossocial familiar, comunitário e institucional. Muitas interações podem ser criadas e mantidas quando também nos tornamos flexíveis para avaliarmos nossas possibilidades e nossas limitações, quer como profissional atuando individualmente, bem como em equipe e em instituições. O mesmo vale para aceitarmos em nossa "clientela", seja na supervisão de alunos, seja no trabalho comunitário, no institucional e na individualidade de cada cliente no respeito ao seu desejo, suas limitações, principalmente daqueles que vivem em condições de "apego inseguro ou evitante".

Estágios ou passos precisam ser dados evitando-se a "iatrogenia", tão possível de acontecer ao tratarmos de situações tão delicadas. No caso das gestantes adolescentes, por exemplo, hoje, nos seus *follow-ups*, mesmo daquelas que puderam ser ajudadas com seus bebês, nos preocupa o fato de muitos tornarem a engravidar quando seus bebês completam 2 anos de idade. A situação agrava o risco psicossocial comunitário, pois a reinserção na comunidade segue ou torna-se mais difícil. O bebê conseguiu alguns "anticorpos" emocionais que ainda o mantêm menos vulnerável, mas até quando?

Parece que a estrutura carencial das mamães foi modificada e melhorada, mas elas ainda continuam tendo necessidade de buscar novos projetos de vida, novos "nenês-terapeutas", novos cuidadores, novos protetores, pois seus bebês estão em marcha de independentização. Se, por um lado, constatamos que a resiliência não é total como provam os estudos, isso não nos tira o mérito de trabalharmos para desenvolver ações preventivas e terapêuticas para ajudarmos pessoas que poderão ter um futuro melhor de vida, com mais qualidade para si ou seus filhos.

Fica claro, para nós, que a resiliência não é inata, nem nasce da magia: nasce, isto sim, do trabalho de cada pessoa, de cada comunidade, que poderá ser mais ou menos facilitadora da resiliência. Porém, na maioria das vezes, isso dependerá da ação humana, dos profissionais e cuidadores da área da saúde, da educação, da cidadania, que só poderá ser bem exercida quando houver uma boa capacitação desses profissionais.

REFERÊNCIAS

BLUM, R. W. Risco e resiliência: sumário para desenvolvimento de um programa. *Adolesc Latinoamer*, v. 1, n. 1, p. 16-19, 1997.
CELIA, S. Resiliência: projetos de vida. In: PEDRO, J. G. (Org.). Stress e violência na criança e no jovem. Lisboa: Universidade de Lisboa, 1999.
CELIA, S.; BECK, N. Continuidades e descontinuidades na adolescência: o envelope psicossocial no atendimento a gestantes adolescentes em situação de abandono e seus bebês: a capacitação da resiliência. [S.l.: s.n.]: 1999.

CELIA, S. Observação de bebês na graduação médica. *Arquivos Médicos*, Canoas, v. 2, n. 1, 1996.

CELIA, S.; SOUZA, R. Risco e resiliência. In: SOUZA, R. P.; COSTA, M. C. O. *Adolescência, aspectos clínicos e psicossociais*. Porto Alegre: Artes Médicas, 2001.

CLINTON, H. *It takes a village to raise a child*. New York: Touchstone Book, 1996.

CYRULNIK, B. *Family*. [S.l.: s.n.], 2001.

FONAGY, P. Congresso mundial da WAIMH. In: WORLD ASSOCIATION FOR INFANT MENTAL HEALTH, 1996, Tampere. *Proceedings...* Tampere: WAIMH, 1996. p. 135-154.

JESSOR, R. Successful adolescent development among youth in high-risk settings. *Am Psychologists*, v. 48, n. 2, p. 117-126, 1993.

PUNGELLO, E. P. et al. Environmental risk factors and children's achievement from the middle childhood to early adolescence. *Developmental Psychology*, v. 32, n. 4, p. 755-767, 1996.

ROBINS, L. *Deviant children grown up*. Baltimore: Wiliiams and Wilkins, 1966.

Rutter, M. Resilience: some conceptual considerations. *Journal of adolescent health*, v. 14, p. 626-631, 1993.

SHORE, R. *Rethinking the brain*: new insight into early development. Chicago. The University Press, 1966.

TIET, Q. et al. Adverse life events and resilience. *Journal American Acad. Child and Adolescent Psychiatry*, v. 37, n. 11, p. 1191-1200, 1998.

14

Programas de intervenção na primeira infância no Brasil*

Salvador Celia

Os estudos mais variados sobre o desenvolvimento humano – e sobre a sociedade em geral – vêm nos mostrando a extrema necessidade de agirmos como profissionais das áreas humanísticas (medicina, psicologia, enfermagem, educação, cidadania, cultura e outras), tendo em vista a forma como estamos vivendo: uma sociedade cada vez mais desumanizada, violenta, desprazerosa, triste e até mesmo dramática.

A sociedade é composta por famílias estratificadas em várias camadas sociais, e o mais incrível de tudo é que todos sofrem os efeitos desse nosso *modus vivendi*, não se restringindo apenas aos mais desfavorecidos do ponto de vista econômico e social. É claro: os indivíduos mais carentes vivem em circunstâncias com mais fatores de risco, desde a falta de alimentação adequada, moradia, higiene precária e educação inexistente no nível mais baixo, tornando-os, assim, mais propensos a desenvolverem personalidades problemáticas.

Todavia, também as famílias de classe média alta sofrem variados efeitos, por exemplo, o fato de os pais passarem o dia fora de casa e voltarem estressados. Nem sempre o sistema educacional é compa-

---
* Palestra proferida no Encontro "Prevención y Intervención en la Primera Infância, una urgência em Latino América", Santiago do Chile, 2005.

tível do ponto de vista sensorial e afetivo. A competitividade e o estresse pela ânsia de ter filhos mais capazes e inteligentes são outros fatores a serem citados.

A tudo isso se acresce o fato de sabermos que hoje, pelo desenvolvimento da neurociência, o investimento no início da vida é fundamental e necessita de atitudes conhecidas há séculos: afeto e atenção são indispensáveis para termos o desenvolvimento sadio esperado de cada criança. Gostaria de citar aqui o professor Brazelton, que ficou impressionado ao visitar uma aldeia de índios, no México, onde há 500 anos os pais carregam seus filhos nas costas, lhes dão muitos abraços e sentem sua respiração mais de 80 vezes por dia. Constatou que os bebês nunca choram nessa aldeia.

O mesmo Brazelton também cita um estudo da organização não governamental (ONG) americana *Fight Crime: Invest in Kids*, que revela: cada dólar investido na criança economiza 7 dólares na vida adulta no sistema policial e prisional.

O que nos leva então, como cientistas, como sociedade humana, a não investir na criança, especialmente nos três primeiros anos de vida, sabendo dos resultados obtidos da comparação científica em vários níveis? Encontros como este são cada vez mais necessários, pois nos levam a pensar em todos esses questionamentos.

Examinando o fenômeno "violência", por todas as suas consequências, hoje também um problema de saúde pública, percebemos a clarividência de estudos que assinalam que os sentimentos positivos e as atitudes civilizadas nascem e se desenvolvem. Conforme o bebê foi cuidado no ventre materno e, mais tarde, nas interações familiares e com os cuidadores fora da família, a criança tem a tendência a reproduzir o que lhe foi mostrado e vivenciado. Refiro-me às várias formas de negligência e até a maus-tratos físicos e sexuais, em decorrência dos quais a criança não desenvolve sua humanização, sua função reflexiva, enfim, sua empatia.

No Canadá, Tremblay, na província de Quebec, ao examinar crianças agressivas de 5 anos, deu-se conta, ao avaliar suas histórias, de que, já aos 18 meses, elas apresentavam sintomas agressivos, mostrando a necessidade de melhor interação familiar e educacional. É importante também citar estudos de Rhodes, nos Estados Unidos, quando alerta que criminosos examinados mostraram déficits graves de empatia, relatando a triste história da primeira infância de cada indivíduo.

Gostaria, agora, de citar projetos existentes no Brasil que poderiam auxiliar nesse desejo, nessa "urgência", como fala nosso tema oficial. É difícil se falar em Brasil, país continental com mais de 170 milhões de habitantes, como um todo no que tange a projetos. Penso que, em nível federal, estamos tentando sensibilizar as autoridades para um projeto integrado de atenção à primeira infância que envolva os aspectos multidisciplinares. Há bons programas, como o de combate à mortalidade infantil e o de administração de vacinas (a poliomielite não existe há muitos anos), para citarmos somente alguns.

Temos também o exame pré-natal, em que se recomenda à gestante fazer de 6 a 8 visitas médicas durante a gestação; programas de conscientização também ocasionaram diminuição da taxa de natalidade, mas infelizmente não alcançando os índices do Chile, onde se pode distribuir a pílula do dia seguinte. No Brasil, a gestação na adolescência é de 22%, e estima-se que anualmente aconteçam mais de 1 milhão de abortos clandestinos, com sérios riscos à saúde da mulher.

No aspecto educativo, talvez somente 10% das crianças consigam frequentar creches, sendo ridículo o investimento de 820 dólares ao ano, por criança, se compararmos com a Alemanha, onde se investe 5.277 dólares com o mesmo fim. Igualmente, no Brasil, o investimento no ensino superior é 12 vezes maior do que no ensino básico, fato que nos deixa perplexos, pois temos a consciência do quanto as primeiras etapas da vida são importantes para termos uma sociedade mais adaptada e equilibrada. Para isso, precisamos capacitar as pessoas, os técnicos científicos, a comunidade em geral, as famílias e os políticos.

Passo a contar, agora, um pouco de minha experiência nos últimos 25 anos, experiência essa inspirada em Brazelton, Cramer,

Stern, Lebovici, Golse e Guedney, para somente citarmos alguns ilustres estudiosos.

Em 1980, iniciei, no governo do Estado do Rio Grande do Sul, um trabalho com técnicos de saúde – pediatras, psiquiatras, psicólogos, assistentes sociais, enfermeiros, entre outros –, criando a assistência materna e infantil integrada. Organizou-se um grupo de estudos para capacitação do atendimento individual e grupal de gestantes, mães e bebês de até 3 anos, em saúde pública. Esse grupo ficou conhecido como o "Grupo do Perfume", como se a iniciativa de falar em prevenção fosse "perfumaria", algo superficial, mera oportunidade para os técnicos saírem dos centros de saúde e irem estudar em um local mais "charmoso". Apesar desses comentários, o grupo permaneceu ativo e, aos poucos, mesmo com certo descrédito de alguns colegas, foi se ampliando.

Na verdade, a força desse trabalho durante essa década proporcionou-me a possibilidade da docência em uma nova escola de medicina que surgiu na cidade de Canoas, ao lado de Porto Alegre, pertencente à Universidade Luterana do Brasil (Ulbra). O perfil do médico a ser formado seria o humanístico, com ênfase na comunidade. Passamos, então, a organizar, dentro do Ciclo da Vida, as disciplinas "O bebê e seu mundo I e II", que consistiam em dois semestres para iniciar um ciclo de vários que englobassem todas as etapas da vida e seu final, a morte.

Nas disciplinas do bebê, estes deveriam ser observados pelos estudantes, bem como suas interações com as mães, a dinâmica familiar, o meio cultural, acompanhar o crescimento e o seu desenvolvimento, como estavam seus cuidados de saúde e, principalmente, se estavam ligados aos centros de saúde. Enfim, os estudantes, desde o início, deveriam tornar-se agentes de saúde.

A experiência dos estudantes confirmou-se rica em conhecimentos e um grande momento para enriquecerem suas vidas pessoais. O "choque" não era somente cultural, de classes sociais, mas também de reflexões, de posicionamentos psicológicos em suas próprias vidas. Tal situação levava os alunos a um estágio semelhante, metaforicamente falando, ao da gestante, fenômeno descrito por Monique Bydlowski como "transparência psíquica".

Os estudantes, impactados, voltaram magicamente a reviver seus momentos de bebê, suas relações com seus pais, os bebês que foram. Tal situação necessitava de muito apoio e supervisão constante por parte dos professores. Também, na parte teórica, eles eram preparados com temas como vínculo, apego, resiliência, empatia, função reflexiva e, principalmente, sobre como "construir a aliança terapêutica". Além disso, dramatizações eram feitas (role--plays, teatro) para melhor vivenciar essas situações.

Dez anos são passados, e verificamos que em média 40% apresentaram resultado excelente, seguido de 30% com bom aproveitamento e 30% de aproveitamento regular ou fraco. Essas considerações baseiam-se na observação de cada aluno, na sua prática, nos seus relatórios, observações em anos posteriores, nas várias disciplinas e em uma turma avaliada pela escala de empatia. Componentes de atenção como escuta, olhar, toque, espera, reforço positivo e solidariedade são necessários para atingir um estado de confiabilidade, responsabilidade, sensibilidade e perseverança, qualidades necessárias para se desenvolver uma base segura na relação terapêutica "médico-paciente".

Decorridos alguns anos, os estudantes passaram a participar de um programa na cidade de Canela, de 35 mil habitantes, situada a uma hora de Canoas, onde criamos um projeto no qual fosse possível investigar as situações prevalentes que afetavam de forma marcante a saúde dos bebês e suas famílias e que necessitariam de intervenções com o auxílio de agentes de saúde e técnicos científicos do governo local. Tomamos como ponto de partida a campanha de vacinação, que ocorre com "sucesso" no Brasil, na qual os pais levam seus filhos aos centros de saúde, não por estarem doentes, mas sim para buscar saúde. Devido a esse diferencial muito significativo, nossas atitudes foram bem apreciadas.

Criamos uma escala de observação de interações, tendo como referência Brazelton e Guedney, e demos o nome de "Escala de vínculo mãe-bebê", cujos itens principais abrangiam: a forma de comunicação entre a mãe e o bebê, sua higiene, sua reação a estímulos e a maneira como a mãe segurava e embalava o filho após a aplicação da vacina. Foram selecionadas todas as díades em que houve suspeita de vínculo, as quais foram denominadas de "casos"; a criança imediatamente após na sequência da fila de espera e sem problemas de vínculo foi definida como "controle". Após o dia da vacina, quando já estava definido quem era "caso" e quem era "controle", foi programada uma visita domiciliar em que os estudantes visitadores fariam uma entrevista psiquiátrica e a aplicação da Escala de Beck para verificar se existiam sinais depressivos maternos. Conseguimos acompanhar 96 díades, sendo 47 "casos" e 49 "controles".

Os principais resultados do estudo relacionaram as "suspeitas" de problemas de vínculo com a presença de sintomas de depressão materna. Indicadores como maior número de filhos, baixa idade materna e tempo de aleitamento materno menor apontavam distúrbios na interação mãe-bebê, pois eram mães que interagiam menos e, consequentemente, apresentavam depressões. Essas mães passaram a ser mais bem observadas, cuidadas pelos agentes de saúde do governo local, junto com os profissionais dos centros de saúde de Canela, que também recebiam capacitação para atender essas mães.

Nessa mesma época, em 1999, alguns professores, entre outros colegas, frequentaram o curso de "Diploma a distância", supervisionado por Lebovici, junto com Barriguette-México, Maldonado-Estados Unidos, São Paulo e Porto Alegre. Mensalmente nos reuníamos para estudar temas apaixonantes da psiquiatria do bebê.

Esse estudo a distância mostrava a necessidade de prosseguirmos nossa caminhada, reportando-nos sempre aos célebres versos de Antonio Machado: "Caminante, no hay camino/ se hace camino al andar". Estávamos com várias experiências e necessitávamos chegar às famílias, quem sabe à comunidade, quando então criamos a "Semana do Bebê" de Canela, no ano de 2000. Uma semana para que, junto com o governo local, entidades comunitárias, sindicatos, grupos comunitários, Lions, Rotary e imprensa, pudéssemos levar mais conhecimentos à comunidade.

O livro de Hillary Clinton, inspirado na frase de Mandela "É preciso uma comunidade para educar uma criança", era o norte de nossa caminhada. Era um programa de orientação, valorização da prevenção, psicoprofilaxia institucional e comunitária. Surgiram várias ideias no comitê local, e aí passamos a estruturar a Semana do Bebê, que se consolidou e já teve várias edições.

Recebemos apoio de entidades como o Fundo das Nações Unidas para Infância (Unicef) e a Organização das Nações Unidas para a Educação, a Ciência e a Cultura (Unesco), entre outras. Hoje, 34 cidades já organizaram o mesmo evento, e estamos indo em frente. Essa Semana é um estímulo, um projeto que não deveria acontecer somente uma vez ao ano, mas temos como meta manter vivo o interesse no tema, nas propostas para capacitação permanente, em vários níveis, durante todo o ano.

Em nossa evolução chegamos a fóruns políticos, e já, por duas vezes, realizamos encontros parlamentares em que políticos regionais e nacionais se fizeram presentes para debater a situação da primeira infância. Nasceu a "Carta de Canela", a qual foi responsável pelo apoio de várias políticas públicas em andamento e para serem construídas, tendo como exemplo o Fundo de Educação da Primeira Infância (Fundeb). Essas ações políticas nos levaram à Brasília, onde, no Senado e no Congresso, hoje, estamos nos preparando para a criação da lei de "prevenção da violência com investimento na primeira infância".

Concluo dizendo que temos a necessidade de cada vez mais buscarmos soluções e intervenções multidisciplinares, que passem não só por nós, técnicos, mas por toda a comunidade, sempre com a ideia de que a comunidade necessita receber esses estímulos. Canela demonstrou que a comunidade, quando se mobiliza, também pode ser promotora de saúde mental. Mobilizar-se, aqui, significa entender, capacitar e acionar o desenvolvimento permanente da capacitação de resiliência comunitária, melhorando a qualidade de vida dos bebês e formando cidadãos de futuro mais promissor, que com certeza irão, transgeracionalmente, mudar o ciclo de vida dessa sociedade.

REFERÊNCIAS

BRAZELTON, T. B.; CRAMER, B. *Les premières liens*. Paris: Stock Laurence Pernoud, 1990.

BRAZELTON, T. B. *Touchpoints for anticipatory guidance in the first three years*. In: Boston: Little Brown, 1995.

CLINTON, H. *It takes a village to raise a child*. Nova York: Touchstone Book, 1996.

MACHADO, A. Proverbios y cantares XXIX. In: MACHADO, A. *Poesías completas*. Madrid: ESPASA CALPE, 1963.

Parte 5

*O Professor Salvador:
o ensino da saúde mental*

15

Observação de bebês na graduação médica*

Salvador Celia • Odon Frederico Cavalcanti Carneiro Monteiro
Elisa Lunardi Munaretti • Vanessa Breitenbach
Máurer Pereira Martins • Alessandra Papadopol
Graziela Riboli Piccinini • Luciara Eloisa Matte

INTRODUÇÃO

No planejamento das disciplinas do Ciclo da Vida, do curso de Medicina da Universidade Luterana do Brasil (Ulbra), iniciado em 1996, procurou-se o que havia de mais importante nas pesquisas sobre o

> **Odon Frederico Cavalcanti Carneiro Monteiro** é médico psiquiatra pela UFRGS, instituição em que lecionou Psiquiatria de 1965 a 1995. Na Ulbra, foi também professor do curso de Medicina, tendo criado as disciplinas O Ciclo da Vida e Psiquiatria. Junto com Salvador Celia e Pedro Dias, foi um dos idealizadores da Semana do Bebê de Canela.
> **Elisa Lunardi Munaretti** é médica psiquiatra. Especializanda em Homeopatia pela Escola Gaúcha de Homeopatia, é médica do corpo clínico da Clínica Santa Thecla.
> **Vanessa Breitenbach** é médica anestesista. Integra o Serviço de Anestesia e Analgesia de Porto Alegre.
> **Máurer Pereira Martins** é médico. Chefe do Serviço de Neurologia Infantil e do Serviço de Neuromodulação Terapêutica, é pesquisador clínico, bem como gestor e coordenador do Serviço de Telemedicina, do Sistema de Saúde Mãe de Deus.
> **Alessandra Papadopol** é médica dermatologia pela Associação Médica Brasileira e pela Sociedade Brasileira de Dermatologia. Atua no Ambulatório de Dermatologia Sanitária de Porto Alegre.
> **Graziela Riboli Piccinini** é médica psiquiatria.
> **Luciara Eloisa Matte** é médica psiquiatria. Atua em psiquiatria clínica e psicoterapia de crianças, adolescentes e adultos.

---

*Trabalho escrito por CELIA, S. et al. Observação de bebês na graduação médica. *Arquivos médicos*, Canoas, v. 2, n. 1, p. 29-37, jan. 1999.

desenvolvimento da personalidade. Identificou-se a rica e crescente contribuição científica do estudo e observação dos bebês. Assim, estruturaram-se disciplinas ao longo dos sete primeiros semestres, enfatizando o estudo dos bebês, em especial nos dois primeiros semestres, sob o título de "O bebê e o seu mundo". Segundo Sanchez (1983), a observação de bebês desenvolveu-se no mundo inteiro nos cursos de especialização em psiquiatria, psicologia e psicanálise a partir de 1948. Nos cursos de graduação médica, é a primeira e única experiência curricular, tanto quanto se tem notícia, pois, de acordo com a literatura revisada, não foi encontrada atividade semelhante.

HISTÓRICO

Os estudos dos bebês desenvolveram-se a partir das contribuições de John Bowlby, René Spitz, Margareth Mahler, D. W. Winnicott, Selma Freiberg, Bertrand Crammer, T. Berry Brazelton, S. Lebovici e outros. Igual ao avanço das pesquisas sobre os átomos, quando novas estruturas foram sendo encontradas, também na observação dos bebês tem sido possível descobrir manifestações fascinantes sobre a alma nos primeiros meses do seu desenvolvimento, o que, cada vez mais, vem seduzindo um número maior de estudiosos.

Entre estes se destaca Esther Bick, que estabeleceu as regras básicas dessas investigações. Para Bick (1997), a observação de bebês é uma experiência importante por numerosas razões: por ajudar os estudantes a compreenderem a experiência infantil de seus pequenos pacientes, por ser útil como aprendizagem para a coleta de dados e a formação do pensamento científico, por oportunizar a observação do desenvolvimento de um bebê no ambiente do lar e em sua relação com a família e porque o observador pode, por si mesmo, descobrir como se originam e se desenvolvem tais relações. A pesquisadora considera como mais importante na observação do lactente o aprender a observar, identificando o receptor dentro do meio familiar, sem interferir no dia a dia da família. Seu método baseia-se na observação de lactentes advindos de famílias previamente conhecidas, sem problema patológico manifesto, que aceitam a presença do observador durante uma hora por semana. O horário é fixado pela família e ocorre em um momento em que o bebê estiver acordado. O observador elabora o relatório de sua visita o mais breve possível, o qual será trabalhado em grupo, por meio de seminários semanais. Deve evitar realizar intervenções, pois estas podem interferir na percepção da realidade. Por desenvolver um método de aprendizagem com base na própria experiência do aluno, o que se opõe ao pensar acadêmico tradicional, essa teoria entrou em choque com aquela em desenvolvimento então, baseada em uma pedagogia tutelada. Na França, nas áreas universitárias e de ensino, rejeitou-se esse método de observação. Harris (1997), que sucedeu Esther Bick na clínica Tavistock, comentou que a tentativa de introdução do seu método nas universidades da Inglaterra havia sido um verdadeiro fracasso. Com o tempo, a resistência ao seu trabalho foi sendo amenizada. Em 1991, o Primeiro Colóquio Europeu sobre a Observação dos Lactentes, realizado em Bruxelas, de acordo com o método deixado por Esther Bick, reuniu 600 participantes.

No Rio Grande do Sul, foram pioneiros do estudo e observação de bebês, por suas específicas colaborações na área, os professores:

a) Salvador Celia, em 1980, nos cursos da Escola de Saúde Pública do Rio Grande do Sul; nos cursos, estágios e pesquisas realizados no Instituto Leo Kanner, desde 1984; no Projeto Vida, em 1992, na cidade de Porto Alegre; e na coordenação das disciplinas "O Bebê e o seu Mundo", do Curso de Medicina da Ulbra, desde 1996.

b) Maria Helena Mariante Ferreira, em 1973, supervisionou profissionais da saúde na prática da estimulação precoce de bebês no Hospital Santo Antônio, em Porto Alegre, e supervisionou a observação e o tratamento de bebês no Hospital de Clínicas de Porto Alegre, de 1989 a 1992.

c) David Zimmermann, em 1975, introduziu, no programa de ensino de psicopatologia, a observação de bebês na Faculdade de Psicologia da Universidade Federal do Rio Grande do Sul (UFRGS). É a primeira e única referência que se tem em curso de graduação. Não foi tranquila essa abordagem, pois uma das turmas que enfrentou tal orientação rebelou-se, e, à exceção de um aluno que seguiu a sua aprendizagem com os bebês, os demais continuaram o estudo de psicopatologia no Hospital Psiquiátrico São Pedro, local convencional dos estágios da área. Em 1987, coordenou e dirigiu o referido ensino em cursos de especialização em psiquiatria e psicoterapia, além de ter participado da elaboração do projeto pedagógico do curso de Medicina da Ulbra, em 1993, contribuindo com os planos de ensino das disciplinas do Ciclo da Vida e da Psiquiatria, trabalho que já havia desenvolvido na Universidade Federal de Pelotas e na UFRGS.

Na história mais recente, é oportuno referir um dos últimos trabalhos de Serge Lebovici, no vídeo *A consulta terapêutica* (1999), em que apresenta um bebê de 20 dias cujo único sintoma é insônia. Por intermédio de três entrevistas, com os pais e o bebê, revela uma numerosa psicopatologia dos pais e avós, o entendimento das ansiedades acumuladas em mais de uma geração, agravadas por estresse, e as relaciona com o dormir do bebê. Trata-se de um caso expressivo das possibilidades do estudo e da psicoterapia com a observação de bebês.

FUNDAMENTAÇÃO

Além do exposto, pode-se perguntar sobre as razões do estudo de bebês tão precocemente no curso de Medicina. Para essa resposta, é necessário lembrar o que é conhecido de todos sobre o humanismo psicanalítico, ou seja, a grande contribuição feita por Sigmund Freud à medicina e às ciências que estudam o homem. O humanismo tradicional, a partir dos clássicos gregos, contribuiu para um melhor entendimento e respeito à pessoa. O humanismo psicanalítico, por sua vez, estudando o homem com mais profundidade, ampliou e descobriu novos aspectos da estrutura e do funcionamento do seu psiquismo. Revelou a natureza das pulsões, dos conflitos, do mundo inconsciente, da ambivalência e de outras características da personalidade. O novo humanismo, mais autêntico e transparente, tornou-se possível por esse conhecimento. E a efetividade desse conhecimento é a condição necessária para se obter a realidade e a verdade, fundamentais para o amor, *àu*, na linguagem dos que estudam os bebês, o apego e a empatia.

Entretanto, dentro da medicina, obstáculos opõem-se ao humanismo, por exemplo, a massificação da assistência médica, os avanços e o endeusamento da tecnologia e da especialização, a não aceitação da metodologia científica no estudo do subjetivismo, a negação e o receio em voltar os olhos ao mundo interno da pessoa. Só um prodígio poderá alterar essas resistências e diminuir o poder da inércia do positivismo tradicional. Talvez um pouco desse prodígio esteja ocorrendo com o estudo dos bebês e dos que os cercam. Nesse sentido, três fatos convergem para a importância dos bebês e suas mães.

O primeiro é a história primitiva da medicina, que começou com as mães, pelo cuidado com os filhos. Elas foram imitadas pelos feiticeiros, pelos charlatões e, por fim, pelos médicos. A mãe pode ser considerada a primeira e, ainda hoje, eficaz professora dos profissionais da saúde, por sua intuição e afetividade.

O segundo é a medicina contemporânea estar agora enriquecida pelos estudos e ações dos pediatras e psiquiatras infantis. Observando os bebês e suas mães, roubando uma imagem poética de Florbela Espanca, "eles se iluminaram como um vitral ao sol", pois, ajustando o ângulo da sua observação, descobriram toda a beleza e ciência do objeto do seu trabalho. E mais: abriram os olhos para suas próprias emoções, tornando-se capazes de decifrar os sentimentos, do nascer ao crescer, em si e nos seus pacientes. Esse é um objetivo a ser atingido, muito especialmente, pelos que trabalham com a saúde.

O terceiro observa-se na força e no entusiasmo desse Congresso Internacional de Saúde Mental, realizado em 1997, em Canela, logo após outro ocorrido há um mês na mesma cidade, com os bebês dominando a temática, e também pelo movimento do mundo inteiro aprendendo com o humanismo da relação mãe-bebê. Essas são as razões desse estudo no curso médico nos seus primeiros anos.

PROCEDIMENTOS

A disciplina de observação de bebês começa no primeiro dia de aula do curso de Medicina. Os alunos, de manhã, têm a primeira aula de anatomia, quando encaram a morte. À tarde, retornam à vida ao assistirem a um vídeo que mostra o nascimento de um bebê. Recebem uma família com uma gestante ou um bebê de poucos meses que irão acompanhar até o final do curso. Nos semestres seguintes, recebem outras famílias para acompanhar pessoas em outras etapas do ciclo da vida. As famílias são previamente selecionadas por agentes de saúde ou assistente social que informam sobre o trabalho dos acadêmicos. As observações são realizadas nos domicílios e, eventualmente, no serviço próprio de assistência da universidade. A frequência das visitas é de uma vez por semana, com maior intervalo no período das férias. O ensino prossegue com seminários teórico-práticos, constituídos por um professor e 11 estudantes. Uma parte menor destina-se à discussão dos temas teóricos; e outra, maior, à supervisão das observações. Os alunos fazem dois relatórios, um na metade e outro no final da disciplina. São formados pelos seguintes itens: a história objetiva, o ambiente físico, a rotina do bebê, o bebê em comunicação com a mãe e os cuidadores, cuidadores com os bebês, fatores protetores, o trabalho do observador, as intervenções do observador, os sentimentos dos cuidadores e os sentimentos do observador. Realizam-se, ainda, encontros de grande grupo (41 alunos), para reuniões clínicas e mesa-redonda, com eventuais participantes convidados. A principal diferença entre esse método e o ensinado por Esther Bick é o critério de escolha das famílias, que, ao incluir famílias com problemas sociais e de saúde severos, resultou na adaptação do método para o uso de intervenções, quando urgentes e necessárias, para prevenir e cuidar dos problemas de saúde.

RESULTADOS

1) As famílias observadas pelos alunos foram 41, residentes no bairro Ipê, ao lado do Hospital Independência, em Porto Alegre. O trabalho foi anunciado na Capela Nossa Senhora das Graças, centro comunitário do bairro. As escolhas foram por ordem de chegada e, algumas, por seleção do agente de saúde. Foram agrupadas em quatro níveis, tendo como referência as condições de residência e a renda. Nível 1: casa com 4 a 6 peças e renda de 4 a 6 salários; nível 2: 2 a 3 peças e 2 a 4 salários; nível 3: 2 peças e 1 a 2 salários; nível 4: barracão e condições mínimas de sobrevivência. Na Figura 15.1, destacam-se os percentuais dessa distribuição.

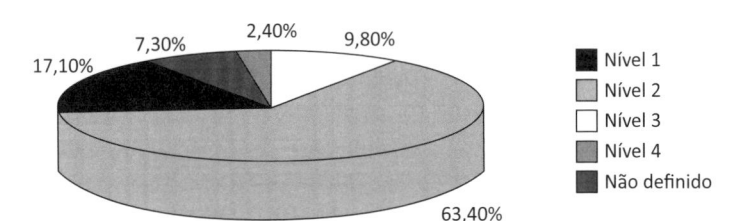

Figura 15.1 Avaliação dos relatórios das observações.

2) A qualidade dos relatórios redigidos pelos alunos, de acordo com os itens já referidos, reflete a inexperiência e a ansiedade dos acadêmicos de Medicina neste momento do curso. A Figura 15.2 mostra essa avaliação.

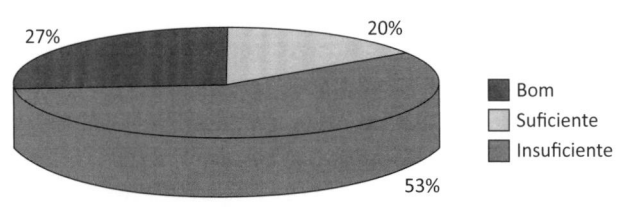

Figura 15.2 Nível socioecônomico das famílias observadas pelos alunos.

Há espaço para necessários progressos na observação, na elaboração dos dados e na redação. Os resultados mostram que o trabalho exige uma maturidade que os alunos só irão atingir ao longo do curso e depois de formados. Mesmo assim, o resultado médio obtido foi satisfatório. Destacam-se dois aspectos descritos pelos estudantes. O primeiro, após as tensões das primeiras entrevistas, sentiram-se plenamente à vontade com o trabalho. Apenas três universitários não conseguiram estabelecer vínculo, sentindo-se quase intrusos. Um aluno nada referiu. O segundo aspecto são os sentimentos mais importantes relatados durante o trabalho, expressos em 48 palavras que, por sua diversidade, são indicadoras de razoável autenticidade (Quadro 15.1).

Quadro 15.1 Palavras usadas pelos alunos para expressar os sentimentos durante a observação dos bebês

Apego	Crescimento	Constrangimento
Nervosismo	Sucesso	Insegurança
Resistência	Emoção	Impotência
Vergonha	Envolvimento	Incapacidade
Honra	Responsabilidade	Frustração
Maturidade	Experiência	Intromissão
Satisfação	Solidariedade	Integração difícil
Amizade	Respeito	Dificuldade
Gratificante	Aprendizado	Sentir-se protetor
Carinho	Angústia	Sentir-se da família
Vínculo	Medo	Sentir-se à vontade
Entusiasmo	Choque	Sentir-se importante
Felicidade	Tristeza	Sentir-se assustado
Alegria	Choro	Sentir-se desajeitado
Confiança	Lágrimas	Conhecimento da pobreza
Sensibilidade	Timidez	mal-estar com ela

3) Entende-se que a lista de sentimentos revelou um evidente vínculo e empatia dos alunos com as suas famílias. Várias vezes as expressões dos alunos "minha mãe" ou "meu bebê" foram ouvidas pelos professores. Trata-se de uma boa identificação dos acadêmicos com as famílias que visitaram. Com o objetivo de medir uma possível modifica-

ção da maneira de pensar e sentir dos universitários, no início do curso, aplicou-se o questionário de pesquisa de Davis (1983) para avaliar a progressão da empatia. Será aplicado em outros momentos e no final do curso.

4) A análise dos relatórios permitiu avaliar o início das atividades dos alunos como agentes de saúde da comunidade. Detectaram-se 41 problemas de saúde, alguns dos quais foram resolvidos nos ambulatórios da Ulbra e outros encaminhados ao serviço de assistência da comunidade.

5) O interesse que os estudantes mostraram ao longo do primeiro semestre da disciplina, na observação dos professores, foi excelente por parte de 70% dos alunos. Corresponde, em parte, ao grupo que apresentou os melhores resultados globais na disciplina. A porção teórica foi muito mais bem resolvida que a prática. Como já foi dito, a parte prática necessita de mais tempo para uma melhor evolução.

CONCLUSÕES

1) É viável e desejável a permanência do trabalho de observação dos bebês no currículo de Medicina pelas seguintes razões: desembaraço progressivo dos alunos na abordagem das famílias, familiaridade com a entrevista médica que mostraram nas disciplinas seguintes, capacidade de observação e organização dos sintomas, aprendizagem em relatar o observado e progressivo aumento da responsabilidade no cuidado de pessoas. Cabe destacar que isso ocorre no segundo semestre do curso médico.

2) Existe uma magia decorrente da observação que envolve alunos, professores e bebês. Encontros e pequenas festas na comunidade mostram um desembaraço entre todos, um sentimento de intimidade e responsabilidade comuns. Às vezes, os estudantes mostraram-se sem jeito, assim como, também, os professores e as famílias. É como se uma nova estrada surgis-

se pela frente. O desconhecido causa medo. Mas, nesse caminho, está o bebê, que ensina a todos com sua paixão pela vida. É a origem dos laços do encantamento que Lacroix (1997) descreve no seu livro de observação de bebês. Os acadêmicos de Medicina, descritos tradicionalmente como gelados e metidos a sábios, pecados esses decorrentes de sua vulnerabilidade, têm agora lançada dentro de suas almas uma boa semente de empatia, rumo a uma formação plena de humanismo.

REFERÊNCIAS

BRAZELTON, T. B.; CRAMER, B. C. *As primeiras relações*. São Paulo: Martins Fontes, 1992.
CRAMER, B. C.; ESPASA, F. P. *Técnicas psicoterápicas mãe/bebê*: estudos clínicos e técnicas. Porto Alegre: Artes Médicas, 1993.
DAVIS, M. H. Measuring individual differences in empathy. Evidence for a multidimensional approach. *Journal of Personality and Social Psychology*, Washington, v. 44, n. 1, p. 113-126, 1983.
FREUD, S. *Nuevas lecciones introductórias al psicoanalisis*: obras completas. Madrid: B. Nueva, 1972.
KLAUS, M. H.; KENNEL, J. H. *Pais e bebês*: formação do apego. Porto Alegre: Artes Médicas, 1993.
LACROIX, M. B. et al. *Observação de bebês*: os laços do encantamento. Porto Alegre: Artes Médicas, 1997.
LEBOVICI, S. *A l'aube de la vie*. Paris: Colección Multimedia, 1999.
PÉREZ-SANCHES, M. *Observação de bebês*: relações emocionais no primeiro ano de vida. Rio de Janeiro: Paz e Terra, 1983.

16

Estudantes de Medicina ajudam adolescentes a serem mães*

*Salvador Celia • Carmen Nudelmann • Daniella Manganelli
Luciano Passos • Raquel Pancotto*

INTRODUÇÃO

Na Universidade Luterana do Brasil (Ulbra), situada ao sul do Brasil, cada aluno do segundo semestre de Medicina, na disciplina curricular "Ciclo da Vida", recebe uma gestante ou uma mãe com bebê para observar, cuidar e acompanhar o desenvolvimento em visita domiciliar (VD). A medicina começa pela vida. As famílias acompanhadas vivem em uma vila próxima da universidade, e um número expressivo delas encontra-se em situação socioeconômica desfavorecida. Os alunos fazem visitas semanais por dois semestres seguidos e contam com apoio dos professores que supervisionam as visitas de forma individual, grupal e em reuniões clínicas, em que os próprios alunos apresentam os casos das famílias. A supervisão

Carmen Nudelmann é médica pediatra. Mestre em Saúde Coletiva pela Ulbra. É professora adjunta do curso de Medicina da Ulbra.
Daniella Manganelli é médica.
Luciano Passos é médico.
Raquel Pancotto é médica radiologista.

---

* Trabalho realizado na Vila Ipê, local de estágio dos alunos da disciplina O Bebê e seu Mundo, do curso de Medicina da Universidade Luterana do Brasil (Ulbra).

é essencial, pois esse trabalho de prevenção e promoção da saúde integrada junto às famílias não é fácil para os jovens estudantes, que muitas vezes se acham incapazes por saberem pouco de medicina, por medo de serem mal recebidos pelas famílias e por suas próprias vivências infantis.

A disciplina prepara os alunos de forma teórica, com conteúdos como formação do apego, empatia, resiliência, aspectos emocionais da gestação, parto e puerpério, constelação da maternidade, dinâmica da interação mãe-bebê (origem, exame e avaliação), bem como aspectos das interações imaginárias, além da observação e identificação precoce de sofrimento psíquico dos bebês. Conteúdos básicos sobre aleitamento materno e seu incentivo como auxiliar na formação do vínculo mãe-bebê, alimentação, acidentes na primeira infância e imunização também são desenvolvidos, acolhendo, assim, aos vários questionamentos maternos. Aspectos do desenvolvimento dos bebês são estudados de forma teórica e observados na prática de VD. Nessas famílias, a identificação de fatores de risco (buscando uma solução, se possível) e de proteção (reforçando-os) representa uma atividade constante dos alunos. O exercício da relação médico-paciente e o cuidado com a família devem permear todas as ações do estudante de Medicina nesse trabalho de visita domiciliar. O trabalho tem apoio da comunidade local e oferece aos bebês e suas famílias atendimento médico comunitário da Ulbra.

O trabalho dos estudantes objetiva auxiliar e incentivar as gestantes e as mães na formação de vínculos precoces com seus bebês, além da identificação com a maternidade. A busca das evidências da qualidade da interação e a observação do comportamento da díade mãe-bebê oferecem aos estudantes a oportunidade de intervenção precoce sempre que necessário. Da mesma forma, possibilitar que as jovens mães sintam-se apoiadas e compreendidas, aplicar o reforço positivo no papel da maternagem por meio de uma relação empática e visualizar as competências do bebê constituem objetivos do trabalho desenvolvido pelos estudantes de Medicina. Serão descritas três vinhetas clínicas de adolescentes acompanhadas em visita domiciliar e a avaliação do estudante em relação ao seu trabalho.

Caso 1

Julieta, adolescente, 15 anos, teve bebês gêmeos com o namorado, Romeu (15 anos). Na primeira visita domiciliar realizada pelo aluno de Medicina, os bebês tinham três meses e estavam sob os cuidados da avó materna, que cuida também dos quatro irmãos menores de Julieta.

Julieta e Romeu brigavam muito; a mãe dele (alcoolista) não queria vê-los juntos. O casal não vivia junto, encontrava-se às escondidas. Eles não conseguiram assumir os bebês. Os avôs maternos queriam a guarda judicial, já que os pais adolescentes não ofereciam nenhum cuidado às crianças.

O aluno foi orientado a cuidar da tríade mãe-pai-bebês. Marcou consulta no posto de saúde da vila e insistiu que Julieta os levasse pessoalmente. Na consulta, longe da tensão familiar, com timidez, ela revelou sua história: gravidez indesejada, desejo de abortar, crises nervosas, fugas de casa com Romeu, hipertensão, parto prematuro e muita tristeza. Julieta sentia-se incapaz de cuidar dos filhos, imaginava que somente a avó cuidava bem dos gêmeos.

O aluno buscou resgatar o vínculo mãe-bebês, reforçando as capacidades de maternagem da mãe adolescente. "Tu és capaz, teu trabalho atual é cuidar das crianças da vizinha, se tu assumes sozinha essas crianças, és também capaz de cuidar dos teus gêmeos". O estudante forma uma relação de confiança com a adolescente, passam a conversar mais amiúde, sendo orientado a "preservar o papel de protetor da consolidação da união e não da separação dos familiares" (Klaus e Kennel, 1993).

Um tempo depois, o pai dos bebês foi expulso de casa (seus pais não aceitavam sua relação com Julieta, alegando que ele era muito jovem, e a moça, culpada de tudo). Então o jovem pai passou a viver com Julieta e um dos bebês em um casebre. Ela sonha melhorar de vida, quer os dois bebês junto dela. Passa o dia na casa de sua mãe, cuidando dos gêmeos e ajudando nos afazeres domésticos. Romeu está trabalhando com o pai de Julieta e é responsável pelo sustento da mulher e dos filhos.

Comentários do estudante

"Acompanhando Julieta, percebi que ela foi se interessando pelos filhos pouco a pouco. Penso que a ajudei a perceber o quanto é importante que ela própria possa cuidar dos seus bebês. Acho que ela não é uma mãe perfeita (se é que existe alguma), mas senti seu imenso esforço em tornar-se uma boa mãe."

Caso 2

Deby, 17 anos, grávida de quatro meses de um homem mais velho e casado. Teve um aborto prévio aos 15 anos. Sem apoio familiar, rejeitou a gestação. Na primeira visita domiciliar, a aluna sentiu-se decepcionada, desejando trocar de família. Deby era tímida, encabulada, falava pouco, e não houve privacidade no encontro. Então, em supervisão, a professora da disciplina acompanhou a estudante em visita domiciliar, incentivando-a a manter uma relação empática com a adolescente. Deby era realmente muito calada, e sua mãe falava muito, não permitindo que a filha expressasse seus sentimentos. Foi orientado à aluna que convidasse a adolescente para encontros no portão da casa, onde tivessem um pouco mais de privacidade, com a gestante mais livre para receber pelo menos pequenas orientações. "Deby deseja que entendam suas fortes emoções, deseja que cuidem dela como filha, enquanto se prepara para ser mãe." Como uma mágica, a estudante propôs a Deby que fizesse "um diário". Surpresa! Deby entendia e introjetava as orientações da aluna, passando as duas a se comunicarem por meio do diário. Deby relata ter aprendido muito, dizendo não saber nem mesmo que o bebê escutava dentro da barriga. Hoje, Deby tem um bebê saudável, que mamou leite materno até os 3 meses, tem desenvolvimento normal, vacinação completa e faz acompanhamento regular com o médico comunitário. Deby é uma mãe dedicada e cuidadosa e tem projeto de voltar a estudar.

Diário da adolescente Deby

Segunda-feira: "Falei um pouco com ele e depois coloquei a mão na barriga".
Terça-feira: "Dei boa-noite, bom-dia, e falei 'meu filhinho, eu te amo, tomara que o teu pai venha de uma vez'".

Quarta-feira: "Tomara que tu nasças de uma vez, para eu ver o quanto tu vais ser lindo, a mamãe te ama tanto".

Comentário da estudante

"Com o passar do tempo, consegui me aproximar de Deby. Ela acha que fui importante no pior momento de sua vida; sentia-se abandonada, sozinha e sem ajuda de ninguém para criar a filha e, com o meu apoio, teve forças para enfrentar a situação. Penso que tivemos uma relação de aprendizagem, sei que vivenciei muitas coisas que jamais teria vivenciado sem ela."

Caso 3

Quando a aluna iniciou o acompanhamento, Fefa, adolescente de 14 anos, estava grávida de sete meses e sofria maus-tratos do namorado (drogado). Ela o deixou quando teve a barriga chutada por ele. Sua mãe é distante, grosseira e fria.

A estudante buscou a confiança da adolescente pela identificação nas visitas domiciliares. Ela acariciava a barriga da adolescente grávida e conversava com o bebê em todas as visitas. Para Cramer (1992), a futura mãe desenvolve uma forte transferência em relação a qualquer profissional que lhe dê assistência; nesse caso, a estudante abriu espaço para a expressão de sentimentos positivos e negativos da jovem mãe.

Também na hora do parto, Fefa sentiu-se apoiada pela estudante. Quando o bebê nasceu, a estudante a acompanhou e apoiou na sala de parto, salientando precocemente as competências do bebê e da mãe. "Olha, fala com ele; ele reconhece a tua voz." E o bebê, segundo a estudante, efetivamente buscou o olhar da mãe, que respondeu com um sorriso, acariciando-o.

Hoje o bebê é uma criança esperta e com bom desenvolvimento neuropsicomotor. Fefa voltou a estudar e quer ser enfermeira. A mãe de Fefa engravidou e diz ter aprendido a ser "mãe de verdade" com sua própria filha.

Comentário da estudante

"Fefa me via como uma irmã mais velha, com quem ela poderia contar nos momentos difíceis. Os estudantes de Medicina podem ajudar muito as pessoas com orientações simples, incentivo e escuta atenta. Fefa se preocupa com o filho, o bebê demonstra carinho pela mãe, existe uma relação amorosa entre os dois."

RESULTADOS E CONCLUSÃO

A partir dos casos clínicos apresentados, vê-se que os estudantes de Medicina em visitas domiciliares a gestantes e mães adolescentes – que em geral apresentam dificuldade de acesso ao atendimento, graves problemas sociais e ruptura familiar – costumam dar respostas adaptadas a essas famílias. Essas mães com carências afetivas, por meio da escuta atenta de suas angústias e sentimentos mais profundos, sentem-se valorizadas.

Também pela criação de uma relação empática, da formação de uma aliança terapêutica, as jovens mães sentem-se ouvidas, compreendidas e respeitadas. Sentindo-se apoiadas pelo/a estudante, são capazes de cortar o ciclo de repetição de papéis (muitas vezes de abandono e maus-tratos), em relação a sua mãe, resgatando e formando um vínculo mais adequado e seguro com seus bebês, proporcionando consequentemente um desenvolvimento melhor aos seus filhos.

O desenvolvimento do bebê e a qualidade da interação são observados de forma atenta com intervenção precoce sempre que necessário. As competências do bebê são assinaladas, e as capacidades de maternagem, reforçadas. As mães melhoram a autoestima e sentem-se mais capazes e confiantes para cuidar dos bebês e de si próprias.

Os estudantes de Medicina, em sua maioria, passam a entender o ser humano de uma forma mais integrada, sentindo-o como donos de um corpo e de uma alma. O momento das visitas domiciliares pode ser considerado o início da semiologia médica, um importante exercício da relação médico-paciente, bem como o resgate da humanização da medicina, e, mais do que cuidadores, os alunos aprendem a vivenciar as emoções da relação mãe-bebê.

REFERÊNCIAS

BOWLBY, J. *Uma base segura*. Porto Alegre. Artes Médicas, 1989.

CELIA, S. Grupos comunitários. In: ZIMERMAN, D. E.; OSÓRIO, L. C. *Como trabalhamos com grupos*. Porto Alegre: Artes Médicas, 1997.

CRAMER. B.; BRAZELTON, T. B. *A relação mais precoce*. Lisboa: Terramar, 2001.

STERN, D. N. *A constelação da maternidade*. Porto Alegre: Artes Médicas, 1997.

KLAUS. M. H.; KENNEL. J. H. *Pais/bebê*: a formação do apego. Porto Alegre: Artes Médicas, 1993.

LEWIS, M.; WOLKMAR. F. *Aspectos clínicos do desenvolvimento na infância e adolescência*. Porto Alegre: Artes Médicas, 1997.

NUDELMANN, C. Reações do bebê à depressão materna. In: PITREZ, J. L. B.; PITREZ, P. M. C. *Pediatria*: consulta rápida. Porto Alegre: Artes Médicas, 1999.

NUDELMANN, C.; CELIA, S. Home visits. In: WORLD ASSOCIATION FOR INFANT PSYCHIATRY AND ALLIED DISCIPLINES, 6., 1996, Tampere. *Proceedings*... Tampere: WAIPAD, 1996.

Parte 6

Balanço final para recomeçar

17

A importância da continuidade dos laços na construção dos vínculos*

Salvador Celia

BRASIL, UM PAÍS DE CONTRASTES

O mundo em que vivemos apresenta-se muito diferente de décadas atrás. Um extraordinário progresso tecnológico tornou a vida humana por vezes fascinante e por outras preocupante. O progresso humanístico, se é que ocorreu, foi muito lento; com isso, vivemos em uma sociedade de valores em permanente câmbio, que precisam ser repensados e ajustados.

Meu país, o Brasil, apresenta-se com grandes contrastes. Seu Produto Interno Bruto (PIB) é o 9º ou 10º maior do mundo, mas seu índice de desenvolvimento humano (IDH) é o 84º, segundo a Organização das Nações Unidas (ONU). No entanto, 10% dos brasileiros concentram 53% da renda nacional e 93% das riquezas do País. Outro dado significativo: 24 milhões de crianças e adolescentes vivem na pobreza, o que corresponde a 20% de uma população ao redor de 170 milhões. Além disso, nossas taxas de desnutrição estão em torno de 10 a 15%; de prematuridade, 11%; mortalidade infantil, ao redor de 20% entre as crianças menores de 5 anos. Da mesma forma, as taxas de escolarização são baixas: 24%

---

* CELIA S. *A importância da continuidade dos laços na construção dos vínculos*. [S.l. s.n.], 2005.

dos brasileiros de 15 a 64 anos, conforme 2 mil entrevistas realizadas, não conseguem ler e entender um livro. Em 30% dos municípios brasileiros, não existem creches, e, das que existem, apenas 24% têm fraldário. A cidade de São Paulo, para só citar um exemplo, possui 200 mil crianças necessitadas de creche.

Não é preciso, então, ter uma "mente brilhante" para perceber que a miséria e a desigualdade social se reproduzem desde o nascimento. A muitos é negada a menor oportunidade de vir a ter novas perspectivas de vida.

VINCULAÇÃO E APEGO

Com essa introdução, quero aproximar o tema que envolve vinculação, ou seja, a formação dos "anticorpos" que protegem o indivíduo nos momentos difíceis da vida. Refiro-me ao apego, essa forma de vinculação tão necessária, que, se bem estruturada, será a base segura para a vida futura. O vínculo é, sem dúvida, o protótipo de todas as formas de amor e pode ser visto de duas maneiras, segundo alguns autores: quando visto dos pais para o filho, como "vinculação" ou *bonding*, e quando do bebê para os pais, como apego ou *attachment*.

Momento propício para relembrarmos a teoria do apego de Bowlby, quando se refere à etologia e cita estudos feitos com animais, como o *"imprinting* de Lorenz", ao acompanhar o "grasnar" do patinho que lhe seguia em vez de seguir sua mãe. Estudos com ratos, cabritos e macacos são muito significativos para entender os assim chamados "períodos críticos", ou de sensibilidade. Uma vez transportados à vida humana, esses estudos auxiliam o nosso entendimento a respeito dos vínculos e do apego.

A sociedade de hoje se caracteriza pela necessidade da mãe ir ao trabalho, e do pai, por vezes, ficar muito afastado da família. Essas situações de afastamentos, distâncias e separações podem levar os filhos a não conseguirem segurança afetiva, que se origina da "base segura".

Se analisarmos as populações mais carentes, verificamos o que os estudos de Srouffe nos mostram claramente: a possibilidade de se estabelecerem apegos mais inseguros nas crianças educadas nesse nível de interação. Os nenês criados nesses ambientes tendem a estabelecer relações de baixa qualidade com os cuidadores, mostrando muita ansiedade em suas ligações nos 12 aos 18 meses, além de se mostrarem com dificuldades para controlar as emoções, realizar tarefas por conta própria, entender outras crianças e cooperar com elas. No *follow-up*, observou-se que 80% dessas crianças necessitaram de uma forma de educação especial, e 18% tiveram repetência de ano.

A VIOLÊNCIA É UM PROBLEMA DE SAÚDE PÚBLICA

Um dos principais problemas na sociedade atual, a violência necessita ser encarada sob vários ângulos. Não se trata de uma questão exclusiva de segurança pública, mas também de saúde pública, tendo em vista os altos índices de incidência e até mesmo prevalência do problema. Pode-se dizer que a violência é uma das mais graves epidemias de hoje, um verdadeiro caso de saúde pública.

É sabido que os bebês sofrem muito quando vivem em ambientes desprotegidos, inseguros, pois ao se dosar o cortisol nas gotículas de saliva, ele se encontra em geral elevado, só diminuindo quando as condições do ambiente melhoraram (experiências em Chicago e Nova York). Conhecendo esses estudos, sabedores de que nem todos sucumbem, pois, como cita Fonagy, "História não é destino", buscamos possibilidades e estratégias para enfrentarmos esses desafios, focalizando a pesquisa em crianças de 0 a 3 anos.

Assim, pesquisamos as condições de resiliência e adaptabilidade dessas populações que não sucumbem de todo à fome e à miséria e, cada vez mais, procuramos formas de aumentar essa adaptabilidade ou resiliência. Independentemente de a resiliência nascer com alguns indivíduos, como dizem uns, ou de depender de segurança afetiva e apego seguro, como dizem outros, passamos a organizar estratégias para ajudar a formar laços que se tornarão vínculos, reforçando o ser humano no seu desenvolvimento. Cito novamente Srouffe, para quem, com base no conhecimento do desenvolvimento infantil, oferecer apoio social aos pais e dar terapia aos pais que sofreram na infância abusos ou negligência é o modo mais producente de lidar com esses problemas. As ideias de Srouffe coincidem com o que fazíamos, desde a década de 1980, com vistas à prevenção, na época em que começavam a se desenvolver os estudos da "Saúde Mental dos Bebês".

UMA NOVA MATRIZ TERAPÊUTICA

Desde 1965, há 40 anos, portanto, venho trabalhando como psiquiatra infantil em comunidades ou escolas terapêuticas, tratando crianças com problemas graves (antissociais, *borderlines*, com deficiências mentais, desajustes sociais, etc.). Para tanto, criavam-se ambientes terapêuticos, às vezes em comunidades terapêuticas, outras vezes um tipo de escola terapêutica, sempre tendo o ambiente como *holding* ou "envelope psicossocial", capaz de oferecer uma nova matriz de apoio às crianças onde houvesse continência, contingência, interação social e novos modelos de identificação com os cuidadores.

Aliado a essa experiência prática, estudos da nova especialidade com bebês me motivaram a cada vez mais buscar na prevenção, na psicoprofilaxia individual, institucional e comunitária, novos paradigmas que possibilitassem novas estratégias para o enfrentamento da questão. Estratégias que envolvem a necessidade de capacitação pessoal, visão integrativa de saúde, educação, cultura, social, conduzindo a um "estado de cidadania", sempre com base nos laços, vinculações, apegos e desapegos.

A experiência mais ampla que realizei começou em 1980, com um trabalho em saúde pública junto à Secretaria da Saúde do Governo do Estado do Rio Grande do Sul. O trabalho envolvia pediatras, psicólogos, enfermeiros, assistentes sociais e nutricionistas.

Começamos por atender gestantes de risco. Na verdade, dadas as condições sociais do País, é dificílimo encontrar gestantes que não estejam em risco, além da própria condição de estar grávida e, como tal, passar pelo estágio de preocupação materna primária de Winnicott ou de Monique Bydlowski, de transparência psíquica. Igualmente, atendíamos crianças até 3 anos, fazendo grupos ou atendimentos individuais e enfocando sempre as interações (tipos) e o desenvolvimento dos bebês. Entre outros resultados de pesquisa, vimos que o parto, as primeiras relações e o desenvolvimento dos bebês eram de melhor qualidade se comparados com o grupo-controle, que não recebia toda essa atenção. Na verdade, facilitávamos as condições para o apego. Muitas vezes, esse trabalho de prevenção era tido como superficial, depreciado, uma forma de escape para pessoas que, para não trabalharem em postos de saúde, iam para seminários teóricos na Central de Psiquiatria.

Com o tempo, esse trabalho começou a ser visto também como prevenção de maus-tratos e negligência. Assim nos aproximamos do Governo Federal, que se empenhava para favorecer o aleitamento materno. No entanto, esse bom trabalho, por vezes, era iatrogênico, pois aumentava as culpas nas mães; por outras, penso que era uma forma exagerada de encobrir a falta de melhor assistência integral às mães e à primeira infância. Nessa ocasião, defendemos a ideia de facilitar o apego pelo aleitamento materno, evitando induzir ou reforçar culpas que levariam a um estado de dificuldades nas interações mãe-bebê, podendo estruturar a psicopatologia pela iatrogenia política.

Anos se passaram até que pude fundar e dirigir um centro humanístico em uma zona pobre de Porto Alegre. O objetivo era atender, de modo integral e multidisciplinar, a população carenciada, vítima da violência social (fome, entre outros tipos). As ações deveriam começar pela atenção à mulher e aos bebês de até 3 anos.

A desnutrição ainda é um sério problema no Brasil, mesmo em lugares mais desenvolvidos, como em minha cidade, Porto Alegre, capital do Rio Grande do Sul. O estado rio-grandense é um celeiro de grãos (trigo, milho e soja) e também exporta proteína (carne). Mas numa população de 10 milhões de pessoas, existe quase 1 milhão de carenciados. Essa forma de "política psicopática" é, para mim, inaceitável. A empatia não me permite aceitar isso. A sociedade atual, com suas características de afastamento das mães devido à participação delas no mercado de trabalho, necessita cada vez mais oferecer novas intenções, novos modelos, novos comportamentos de apego para os bebês buscarem sua base segura. A organização Cochrane, revisando 900 artigos sobre educação infantil, mostra os bons resultados nas crianças que frequentam boas escolas infantis: boa socialização, desenvolvimento da linguagem, melhor quociente de inteligência (QI), melhor aprendizado, menos déficit de atenção, menos gestação na adolescência e menos problemas delinquenciais.

O CENTRO DE NUTRIÇÃO PARA BEBÊS

Um dos casos que passo a relatar ocorreu no ambiente muito pobre de uma vila. Lá fomos atender a um chamado da população carente e encontramos crianças com piolhos, sarna, problemas respiratórios e desnutrição. Passamos a fazer um estudo de 290 famílias. Encontramos, entre as crianças de até 3 anos, um índice de 23% de desnutrição. Chamou-nos atenção que, mesmo vivendo em situação de vulnerabilidade psicossocial, muitos não apresentavam problemas emocionais sérios.

Pela avaliação das mães e levando em conta a Escala de Beck, vimos que era significativo o nível de depressão materna, mas o grupo-controle não tinha esse significado ou compreensão. Havia importante correlação entre a depressão materna e o bebê desnutrido. Encontramos fatores psicossociais muito significativos, como o lugar de nascimento (perda das raízes), a negligência, os maus-tratos na infância da mãe, as tentativas de aborto, o aleitamento exclusivo, o tempo de aleitamento materno (51 a 120 dias), e, no grupo-controle, um fator significativo foi a presença do companheiro, acompanhada de alguma participação na vida comunitária (associação).

Organizamos um centro de nutrição para os bebês e para reuniões de mães. Percebemos um fator de alerta: por que algumas mães, nos fins de semana, não ofereciam alimentação em suas casas aos bebês, se elas recebiam a quantidade necessária para esse fim? Foi na compreensão psicodinâmica que entendemos a questão e passamos a fazer visitas domiciliares semanais, além das visitas das mães ao centro de nutrição. E no entendimento com base na empatia pudemos corrigir nossa rota terapêutica; estávamos enfocando demais os bebês e nos esquecendo dos "bebês internos das mães", essas mães tão desvalorizadas e culpadas por si e pela sociedade.

Quando entendemos que nossas ações seriam de uma boa avó (Stern), sendo mãe da mãe, entendendo suas carências, passamos a contar com seu apoio e a formar uma aliança terapêutica. Conseguimos, desse modo, ver os "bebês imaginários e fantasmáticos" que as mães haviam mentalizado em sua construção psíquica. Usamos muitas "abordagens interativas" (reforços positivos), ou de desenvolvimento, como sugere Selma Fraiberg, para recuperar essas mães.

Os resultados obtidos registram que algumas mães melhoraram da depressão e voltaram ao trabalho; dentre os bebês, hoje crianças de 12 a 13 anos, muitos mostraram dificuldades de aprendizado e repetência escolar, mas com menos problemas psicossociais. Fator interessante é que muitas mães voltaram a engravidar, como na tentativa de reiniciar novos vínculos e mostrar que seriam capazes de serem mães suficientemente boas, o que foi comprovado na observação das interações. É necessário preservar um cuidado especial com a criança outrora desnutrida, hoje já adolescente, pois esse vínculo precisa sempre ser acompanhado e reforçado.

ATENDIMENTO A ADOLESCENTES GRÁVIDAS

Outro trabalho que desenvolvi com demais colegas consistiu no atendimento para adolescentes grávidas abandonadas e seus bebês que depois nasceram. A pesquisa foi realizada numa instituição que se dedica ao atendimento dessa díade, visando ao acolhimento da gestante nessa problemática situação e do seu bebê, visando mais tarde reencaminhar a mãe às atividades normais, o que é muito difícil. A maioria dessas adolescentes entre 15 e 17 anos vem do campo. Os índices de escolaridade revelam que 96% delas deixaram a escola antes de concluir o 1º grau. No que diz respeito à situação familiar, 80% têm pai alcoolista, 73% sofreram perdas na infância, morte ou abandono parental, 32% foram vítimas de agressão sexual (entre os 9 e os 13 anos) e 20% fazem uso de drogas (álcool, cocaína, maconha). Quanto à gestação, 98% não a desejaram, e, em 100%, não foi desejada pelo pai do bebê. Todas chegaram à instituição em decorrência da falta de ajuda e de fortes desentendimentos familiares.

No que diz respeito ao futuro do bebê, em 40% dos casos as mães pensavam em ter e criar o filho, 40% "não queriam pensar nisso" e 11% pretendiam abandoná-lo ou encaminhá-lo à adoção assim que nascesse. Nessa pesquisa, partimos do princípio de que, de maneira geral, toda e qualquer gestação não é totalmente aceita nem desejada e que o não desejado nem sempre é rejeitado. Em nosso trabalho de saúde pública em 1982, constatamos altas porcentagens de ambivalência, apontando para a possibilidade de efetuar intervenções especiais para reforçar a maternagem e a competência dos bebês. Tínhamos consciência também da transmissão transgeracional do apego e dos processos que presidem a filiação nesses mesmos casos (apego evitante).

As histórias de vida dessas adolescentes, sempre pesadas e tristes, geram nelas um forte sentimento de culpa. Muitas vezes, a presença do bebê lhes mostra que são capazes de enfrentar a própria mãe, de competir com ela e revelar mais aptidão e capacidade de possuir um bem (o bebê), já que não possuem outros, sequer bens materiais.

Desse modo, procura-se buscar a aliança terapêutica criando um ambiente continente, capaz de entender ambivalências, *acting-outs* (abandono do lar, maus-tratos aos bebês, etc.) e colocação de limites, apoiados muito na compreensão da contratransferência (alunos = apego evitante), e com muita tolerância. São importantes as reuniões de equipe do tipo operatório, conduzidas pela psicóloga, apoio psicoterápico individual, bem como a participação de cada uma, de forma colaborativa, na práxis do dia a dia, evitando-se o assistencialismo. Em resumo, vários fatores contribuíram para favorecer ou criar a resiliência: a visão voltada ao assistencial, não ao assistencialismo; o favorecimento da autonomia (trabalhar, cuidar), e não do parasitismo; a compreensão do potencial de cada pessoa, mesmo em situação de problemas múltiplos; e o incremento da energia social, oriunda de ação grupal positiva e exercida pelas próprias frequentadoras.

A CAPACITAÇÃO DA RESILIÊNCIA

É nossa ideia que, mesmo quando nos primeiros anos não foram oferecidas as oportunidades da capacitação da resiliência, é possível buscá-la. Nessa mesma instituição, numa casa ao lado, organizamos um berçário para 15 crianças de 0 a 3 anos, onde a ideia de que o rosto do cuidador servia de espelho do bebê foi o ponto central da pedagogia. A média de cuidadores/bebês procura ser de 1 para 3 ou 4, aliada a condições de boa higiene, alimentação e atividades lúdicas.

Não nos descuidamos do meio em que vivem essas famílias carenciadas. Mais de 50% das mães apresentam-se com matizes depressivos. Forte cuidado é oferecido nos primeiros dias para o manejo da angústia de separação e dos apegos inseguros de que a maioria dos bebês é portadora. Assim, destinou-se atenção psicológica individual e grupos operativos para os pais. Grande ênfase foi dedicada ao manejo da equipe, aos problemas inter-relacionais e à busca da autoestima individual e coletiva. A cozinheira, por exemplo, é "educadora dos alimentos", e a prestadora de serviços gerais também é valorizada como educadora, como as demais que exercem função pedagógica.

OS ESTUDANTES DE MEDICINA E A VISITA DOMICILIAR

A partir dessas experiências concretas, introduzimos no currículo do curso de Medicina da Universidade Luterana do Brasil (Ulbra), no Ciclo da Vida, as disciplinas: O bebê e seu mundo (2º e 3º semestres) e Psiquiatria infantil com ênfase em 0 a 3 anos (7º semestre). No início do curso, os alunos passam a fazer visitas semanais a populações carentes, acompanhando uma gestante, ou mãe e bebê, sendo supervisionados por professores. Prevê-se que a atividade deva continuar após o 4º semestre, não com a mesma intensidade, mas conduzindo a experiência até a conclusão do curso.

Os primeiros resultados demonstram o enriquecimento dos futuros médicos na ideia de uma medicina integrativa, multidisciplinar e mais humanística, alicerçada na empatia para buscar a aliança terapêutica. No 7º semestre, os estudantes trabalham em ambulatório, atendendo bebês com problemas psicossomáticos e funcionais, relacionados a sono, alimentação, pele, entre outros, além de problemas do desenvolvimento, envolvendo linguagem, sociabilidade e até mesmo depressão.

São usadas técnicas de empatia, embasadas no reforço positivo, na compreensão psicodinâmica. *Touchpoints* (pontos de viragem), abordagem do desenvolvimento, abordagens interativas e psicodinâmicas são ensinados aos futuros médicos, que vivem situações especiais de carências múltiplas e de interações familiares complexas.

A seguir, será exposto um caso registrado no 7º semestre do curso.

Estudo de caso

Vera, 25 anos, solteira, mãe de Jonatas, com 17 dias, veio à consulta porque sua irmã Rosane pediu, por preocupar-se com seu estado. No primeiro encontro, Vera estava abatida, triste, chorosa, com dificuldades de expor suas angústias. Referia sentir uma raiva "interior" sem explicação ou etnologia definida.

Ela viveu por quatro anos com um rapaz, Alexandre, e sempre quis ter um filho dele, mas não conseguia engravidar. No entanto, rompeu esse relacionamento e conheceu Adriano, com quem teve um envolvimento de não mais de quatro meses, e engravidou. Isso a deixou muito confusa, pois ao mesmo tempo que desejava ser mãe, aquela não era a situação de maternagem idealizada por ela. Sonhava em ter uma família estável para ter uma criança, mas nunca pensou em abortamento.

No 3º mês, veio morar com a irmã, vizinha de Alexandre. Tentou reconciliação, mas o bebê passou a ser o empecilho para isso. Passou a detestar o "estado de gestação", dizendo ser este o motivo de seu descontentamento e infelicidade. Quando nasceu Jonatas, seus problemas aumentaram. Ficou mais triste e preocupada com o futuro. Sentia-se feliz ao ver o bebê saudável e, ao mesmo tempo, sentia raiva dele, uma vez que se parecia com o pai, o que tornava a aproximação com Alexandre mais remota. A raiva aumentava, e o choro do bebê passava a ser o ponto de gatilho. Ela não conseguia acalmá-lo, tornando-se nervosa, irritada e desesperada. Gritava com o bebê, deixando-o agitado. Logo após, sentia-se mal e arrependida e pedia desculpas para o bebê.

Somado a isso, Vera tinha dor no seio, apresentando fissura em um deles. Insistia em dar o seio, pois se sentia mais "mãe" naquele momento. Vera já ajudara a criar quatro sobrinhos, mas sentia que desaprendera tudo. Preocupava-se em arrumar a casa, fazer limpeza e se irritava quando deixava esses afazeres porque o bebê chorava ou queria mamar. Nessa raiva interna, ela brigava com o bebê e chegou a bater, dar palmadinhas nele, fato esse que nos deixou muito preocupados, pensando mesmo em interná-la para proteger a criança.

O bebê estava sempre presente na entrevista, e era nítida a dificuldade de interação entre os dois. Vera não conseguia aconchegá-lo em seus braços. Permanecia com a cabeça baixa, olhar desviado. O bebê mostrava-se apático, com olhar triste e distante. Vera demonstrava desejo de trabalhar o quanto antes, pois acreditava que se "ocupando" acabaria com angústias e tristezas. Também desejava trabalhar para não depender de sua irmã.

Na sua história passada, Vera mostrou ter, na infância e na adolescência, traços depressivos importantes, o que levou à hipótese de que fosse distímica. Apesar da angústia e da preocupação, ela mostrava interesse em superar suas dificuldades. Assim, tentamos desenvolver *holding* para organizar uma base segura. Foi proposto colocar, aos poucos, o nenê no berçário; Vera vinha duas vezes por semana para vê-lo, com a ideia de que, em breve, após adquirir confiança no local e na equipe, pudesse se afastar do nenê com menos culpa. Ela o visitava 2 ou 3 vezes por semana, inclusive em casa; foi-lhe prescrito o uso de sertralina, que lhe trouxe menos irritabilidade e mais calma.

No caso citado, penso que a intervenção, dando *holding* ou mesmo agindo mais complexamente, teve como alvo terapêutico as perturbações de vinculação que acometiam o bebê. A intervenção, portanto, objetivou melhorar a segurança do vínculo com a mãe e propiciar um bom desenvolvimento do bebê. Visto que as representações maternas de vinculação insegura estão, geralmente, associadas a uma falta de sensibilidade aos sinais do bebê e, neste, a uma relação insegura com a mãe, foram desenvolvidas intervenções mais educativas, comportamentais e interativas, com reforço positivo nos pais e outros nos modelos de Fraiberg. Pretendia-se modificar as representações maternas enraizadas nas dolorosas experiências de vinculação precoce e interromper o risco de transmissão intergeracional.

A aliança terapêutica confiante, a empatia, embasada no *holding* e na sensibilidade do respeito, no olhar, no aconchego, na escuta, na solidariedade, ou seja, na dimensão infraverbal, são os traços marcantes das abordagens clínicas de vinculação e mostram que, seja qual for a porta de entrada no sistema diádico ou familiar, os resultados terapêuticos são semelhantes. Pode-se consultar, a respeito do assunto, entre outros, Stern e Cramer.

PSICOPROFILAXIA: OS LAÇOS COMUNITÁRIOS

"Precisa-se de uma aldeia para se educar uma criança."
(Nelson Mandela, citado por Hillary Clinton)

Há, ainda, uma experiência de reforço dos vínculos em nível comunitário que cabe ser referida neste momento. Trata-se de uma ação política, cultural, educativa, envolvendo forças vivas de uma cidade de 30 mil habitantes, a cidade de Canela. Uniram-se nessa tarefa entidades como Lions Club, Rotary Club, associação de moradores, sindicatos, governo municipal, mídia (jornal e rádio), contribuindo para fazer gerar e progredir a ideia dos cuidados com os bebês nessa cidade.

Assim, criou-se, em 2000, como fator mobilizador social, a Semana do Bebê, hoje já reconhecida pelo Fundo das Nações Unidas para a Infância (Unicef). Trata-se de uma semana dedicada à mobilização comunitária, realizando encontros na vila, colégios, sobre planejamento familiar, família-sexualidade, encontros científicos, fotos dos bebês nas vitrines da cidade, concurso de canções de ninar, peças de teatro e um grande passeio dos bebês pela Paz com bênção ecumênica.

Desse modo, a cidade passou a ser referência e, cada vez mais, ampliou seus índices de educação, criando mais creches de boa qualidade, investindo na saúde, reduzindo os índices de mortalidade infantil para um dígito, entre outras variáveis referenciais. Durante essas atividades, a grande comunidade é informada sobre temas de crescimento, desenvolvimento dos bebês, problemas, potencialidades, resiliências e reforços das competências familiares. Especificamente para os técnicos da saúde e educação, são feitos cursos e seminários de capacitação, com especial ênfase para os 30 agentes de saúde dessa comunidade.

Em estudo que estamos realizando, registramos que quase 30% das mães têm depressão, o que muito influi nas interações. Igualmente, vimos que a mãe com mais idade, mais escolaridade, menor número de filhos, que amamentou mais tempo, tem mais chances de apresentar uma melhor interação com os filhos.

Dentro dessa expectativa, ajudamos a capacitar os agentes de saúde para o entendimento compreensivo das interações e das competências familiares. Nossos agentes não mais se limitaram a ver somente o peso, a altura, as imunizações, mas também as interações e o desenvolvimento do bebê.

A seguir, é transcrito o depoimento de uma agente de saúde:

Bebê: G.
Mãe: Regina
Pai: Marcelo
A mãe de G. é uma pessoa de gênio muito difícil, até mesmo com os familiares. Trabalhei mais de um ano em volta da casa dela;

quando me via, fechava a porta ou dizia estar de saída. A avó era quem me passava informações sobre a família e as vacinas das crianças. Durante a gravidez, Regina teve um acidente de moto e quebrou a perna. Dependia, então, das pessoas que muitas vezes ela magoou para qualquer tipo de ajuda. Eu, como agente de saúde, vi que uma fresta estava se abrindo para mim. Foi então que me aproximei e ofereci amparo.

Nessa oportunidade, pude fazer o cadastro e falei sobre o meu trabalho. Fiz contato com a Secretaria da Saúde para ajudá-la com o transporte, pois precisava se deslocar para uma cidade próxima devido ao tratamento. Regina já havia prometido dar o bebê, assim que confirmou a gravidez, porque esse filho não era desejado, e o casal estava sempre discutindo. Em abril de 2001, nasceu G. Parto cesárea; com 1 mês, teve convulsão e passou a tomar Gardenal.

Nas visitas, pude perceber muitos problemas. Devido ao mau relacionamento conjugal, os pais seguidamente se separavam. Regina estava com sobrecarga enorme, e, com a perna engessada, tudo era mais difícil. Perdida entre os afazeres da casa, crianças, fraldas e mamadeiras, Regina estava com depressão, devido a fatores como gestação não planejada, rejeição paterna e irritabilidade.

Com o decorrer do tempo, pude repassar a essa mãe tudo o que aprendi no treinamento com os alunos da Ulbra, e foi maravilhoso. Hoje, G. faz 6 meses, é lindo e sorridente. Fica com os avós enquanto os pais trabalham. Posso perceber que é uma criança muito amada! Obrigada a toda equipe pela oportunidade!

CONCLUSÃO

Para concluir, gostaria de reafirmar a importância de facilitar a formação dos laços tão necessários para o mundo de hoje. Na sociedade em que vivemos, esses laços devem se tornar vínculos, que deverão propiciar apegos, de preferência com base segura, o que levará a criança a ter segurança afetiva, com possibilidades de desenvolver confiabilidade, segurança e autoestima.

Para isso, um fator essencial é a capacitação dos profissionais e da própria comunidade. Gostaria de relembrar a frase de

Fraiberg, citada por Fonagy: "História não é destino", e reafirmar que precisamos buscar formas de capacitarmos mais a resiliência das pessoas, preparando os tutores da resiliência, como diz Cyrulnik. Esses tutores precisam ser buscados principalmente quando deixaram a desejar os primeiros cuidadores (os pais); com o oferecimento de novos laços, novos vínculos, é possível que outros modelos sejam introjetados e possam desenvolver-se, capacitando as crianças para melhor enfrentar os desafios do mundo.

REFERÊNCIAS

BRAZELTON, T. B.; CRAMER, B. *Les premiéres liens*. Paris: Stock Laurence Pernoud, 1990.
CELIA, S. et al. Estudantes de medicina ajudam mães adolescentes a serem mães. *Arquivos Médicos*, Canoas, v. 3, n. 2, 2000.
CELIA, S. et al. *Observation de nourrissons em Faculte de Medicineau Brésil*. Paris: Èrés, 2000.
CELIA, S. *A capacitação da resiliência e a formação da pele psicossocial (envelope) em novos olhares sobre a gestação e a criança até os 3 anos*. Brasília: LGE, 2002.
CLINTON, H. *It takes a village to raise a child*. Nova York: Touchstone Book, 1996.
CYRULNIK, B. *Family*. [S.l.: s.n.], 2001.
FONAGY, P. *El uso de múltiplos métodos para hacer al psicoanalisis relevante em al nuevo milênio*: psicoanálisis focos y aperturas. Montevidéu: Psicolibros, 2001.
FONAGY, P. Psychoanalytic and empirical approaches to developmental psychopathology: can they be usefully integrated? *Journal of the Royal Society of Medicine*, v. 86, n. 10, p. 577-581, 1993.
FRAIBERG, S. H.; ADELSON, E.; SHAPIRO, V. Ghosts in the nursery: a psychoanalytic approach to the problem of impaired infant-mother relationships. *Journal of the American Academy of Child and Adolescent Psychiatry*, v. 14, n. 3, p. 387-422, 1975.
SROUFFE, A. *Rethinking the brain*: new insight into early development. Chicago: The University Press, 1996.
WINNICOTT, W. D. *Da pediatria à psicanálise*. Rio de Janeiro: Francisco Alves, 1978.

18

Cultura e psicopatologia no Brasil*

Salvador Celia

"Todos os bebês têm uma cultura."

A epígrafe, de autoria de Marie Rose Moro, na revista *Enfances & Psy*", de 1999, é de grande utilidade para examinarmos o tópico "Cultura e Psicopatologia". Se entendermos cultura como a "forma que a gente vive" – os padrões em que vivemos, recebemos, transmitimos e formamos a nossa sociedade –, podemos refletir sobre a infância e a adolescência brasileira.

Em matéria de desigualdade social, uma pesquisa recente, publicada nos jornais do mundo, revela que nosso país só perde para Serra Leoa, na África, no que tange a dificuldades e problemas com os quais vivem e sobrevivem nossos bebês, crianças e adolescentes. Essa desigualdade reflete-se muito na violência social em que vivemos, começando por índices como homicídios de quase 30 por 100.000 em nossa população, de 60% de evasão escolar no nível elementar e de 50% de analfabetismo "social", ou seja, pessoas que leem e não compreendem o que leram.

Se verificarmos os índices de saúde, estamos convivendo com taxas de mortalidade infantil de 27,5/1.000, de prematuridade de 12% e de desnutrição de 15%. Gostaria também de citar os índi-

---
* Palestra proferida em 2005.

ces de gestação na adolescência em torno de 25% e de cesarianas próximo dos 40%. Esses dados nos dão ideia de como se estrutura a sociedade, da forma como vivemos em nosso país e das futuras consequências.

Como em qualquer sociedade humana, os padrões, os valores seguidos e transmitidos têm a ver com a organização sociopolítica e econômica; em nosso caso, há profundas repercussões emocionais que formam a psicopatologia de nossos cidadãos, seja nos primeiros anos de vida ou na vida adulta. Estamos muito vulnerabilizados emocionalmente e necessitamos de muitas ações integradas para que possamos diminuir seus efeitos e construir a capacitação da resiliência. Para isso, precisamos de integração de saúde, educação, cidadania e "cultura", principalmente entre os profissionais dessas áreas, mas sem esquecer a inserção na comunidade.

As atitudes integrativas devem visar, preferencialmente, à prevenção e, dentro desta, à psicoprofilaxia, que deve ser, além de individual, institucional e comunitária, buscando a humanização. Uma criança necessita ser humanizada. Isso designa o processo de inserção do bebê à grande comunidade humana, onde ele nasce e constrói sua primeira etapa de socialização. O bebê, diz Marie Rose Moro, é um estranho logo que chega ao mundo e necessita adquirir familiaridade com os humanos. Em seguida, ele vai dar os primeiros passos, falar, vir a ser criança, ser educado. Essa é a segunda etapa. Nesse caminho, vamos examinar certos processos culturais e clínicos engajados na prevenção, com ênfase na psicoprofilaxia, sem nos descuidarmos da construção das histórias individual, familiar e social, destacando as experiências comunitárias.

Gostaria de referir algumas de minhas vivências nos últimos 15 anos, ou seja, no trabalho individual e coletivo, com capacitação de profissionais, formação e sensibilização comunitária.

Começo com a experiência realizada no atendimento a bebês desnutridos em um bairro pobre da Zona Norte de Porto Alegre, cidade de 1.500.000 habitantes. O projeto governamental "Vida Centro Humanístico", do qual eu era coordenador, dedicava especial atenção à primeira infância das populações carentes. Na comunidade próxima a nosso centro de atendimento, existia uma população pobre, que tinha como principal problema a desnutrição, que ocorria em 23% das crianças até 5 anos.

Um chamado dos líderes comunitários nos fez atender essa população, com equipe multidisciplinar por mim coordenada. Começamos por um estudo epidemiológico, buscando as causas do problema. Constatamos que a maioria da população era formada por migrantes, pessoas que haviam se deslocado do interior, onde viviam de atividades ligadas à agricultura e à criação e que, por necessidades econômicas, vieram viver na cidade grande, "cheias de ilusões", formando parte do "cinturão de miséria". Haviam perdido as raízes e viviam aqui em situações, do ponto de vista socioeconômico, às vezes bastante constrangedoras.

No estudo dessas famílias, constatamos que a maior parte era monoparental; quando a mulher conseguia ter companheiro, ele era dotado de personalidade frágil, alcoolista, viciado em drogas ou desempregado, em sua grande maioria.

Na história de vida dessas mulheres, havia muitas perdas, como negligência, abandono familiar e até mesmo vários tipos de maus-tratos (físico, sexual, etc.). Todas já haviam tentado aborto e tinham história de gravidez indesejada. Outra característica: o tempo de aleitamento materno, exclusivo ou acompanhado, era de 51 dias, contra 150 do grupo-controle. Nas observações clínicas, o perfil depressivo era saliente, com depressão materna associada à desnutrição dos bebês.

No grupo-controle, tínhamos como fatores protetores a presença do companheiro e vivências na organização social do bairro, ou seja, presença no clube ou igrejas da comunidade. Conseguimos alimentação para os bebês, mas era evidente que o progresso no seu desenvolvimento quase não ocorria.

A melhora aconteceu quando iniciamos a visita domiciliar a essas mães, com o uso de técnicas de empatia, com as quais se tentava encontrar novas figuras e formas de apego na busca de uma aliança terapêutica que nos levasse à construção de uma base mais segura e à capacitação da resiliência (Guidance Developmental and Interactive). Anos depois, com o atendimento realizado, o índice de desnutrição baixou para 10%, sendo interessante também o fato de muitas mulheres conseguirem se ocupar profissionalmente.

Outro projeto começou em 1996, quando me tornei professor da faculdade de Medicina da Universidade Luterana do Brasil, em Canoas, onde os alunos, ao iniciarem a faculdade, recebem ensinamentos para realizar visitas domiciliares, nas quais passam a cuidar de bebês ou gestantes pertencentes a famílias carentes, efetuando visitas semanais. Os alunos são preparados para serem "cuidadores e observadores" de bebês, tipo agentes de saúde, pois as necessidades são significativas, tendo em vista o nível social, cultural e econômico dessas famílias. Nessas visitas, temos encontrado, além da desnutrição, outros problemas, como depressão materna de diversos níveis, que chega de 23 a 25% segundo nossos estudos.

Além de atuar como observadores e "cuidadores", os alunos incentivam que as famílias frequentem mais a unidade de saúde do bairro e, assim, sejam mais acompanhadas. As visitas dos alunos são supervisionadas semanalmente por professores e, quando necessário, são acompanhadas pelo professor.

Na verdade, além do melhor atendimento a essas famílias, constatamos que o nosso estudante de Medicina sofre um profundo impacto em sua formação, principalmente no que diz respeito à empatia. É impossível passar incólume por essa experiência emocional. Há necessidade de atenção especial ao estudante, tendo em vista que, ao entrar em contato com um bebê, ele revive, no seu inconsciente, todas as primeiras relações que vivenciou com seus pais, sua família, enfim, entra num estágio de transparência psíquica.

Para nós, "o bebê é um grande professor", e em nossas observações didáticas, que envolvem acompanhamentos, supervisões e relatos, podemos afirmar que é de 70% o bom aproveitamento dos alunos em suas observações e cuidados.

Como última experiência, gostaria de citar outro trabalho, realizado dentro desse mesmo curso de Medicina: o envolvimento comunitário com a cidade de Canela, comunidade de 38.000 habitantes, distante 130 km de Porto Alegre.

Iniciamos com a ideia de sensibilização e da capacitação da comunidade e dos profissionais das áreas da saúde, cidadania, educação e cultura. Desde 1997, estávamos inseridos nessa comunidade, realizando um trabalho preventivo e um *cohort*, buscando a organização de uma escala de interação mãe-bebê fácil de ser realizada e de proveito para todos no sentido da prevenção.

No dia da Vacina no Brasil, em que 95% de todas as crianças com seus familiares comparecem aos postos de saúde, solicitamos cinco minutos para que as mães estejam a sós com nossos alunos de Medicina, a fim de que estes possam observar a interação mãe-bebê (crianças de até 1 ano de idade). Nas várias observações efetuadas, tivemos crianças com tendências a terem problemas na faixa de 13 a 18% em nossa amostragem ao redor de 400 bebês por ano.

Após a realização do teste, um mês depois, era realizada visita domiciliar para confirmar ou não os resultados da primeira amostragem. Uma vez confirmados os resultados, o caso era encaminhado para o agente de saúde da cidade ou para os profissionais da saúde, como enfermeiros, pediatras e psicólogos.

Dentro desse panorama clínico, no ano de 2000, após realizarmos o Curso de Psicopatologia do Bebê a Distância, com o professor Serge Lebovici, nasceu a ideia de intensificarmos nossas ações nessa cidade. Criou-se, então, outro projeto, mais permanente, de capacitação de profissionais de várias áreas e, principalmente, da comunidade. Nelson Mandela, com a famosa frase "Necessita-se de uma comunidade para educar uma criança", foi nossa inspiração.

Nasceu, então, a "Semana do Bebê", no mesmo ano de 2000, com o apoio de entidades locais, como governo municipal, Lions, Rotary, entidades de moradores e imprensa local. Seriam realizadas "oficinas sobre as interações, os cuidados, as necessidades dos bebês" em bairros, igrejas, escolas, palestras de nível local, bem como internacional.

As ruas deveriam ser enfeitadas, e as vitrines, decoradas com fotos dos bebês da cidade; os estudantes realizariam composições sobre o tema dos bebês; e aos poetas e cantores foi dada a oportunidade de fazerem canções de ninar. Como símbolo do cuidado da cidade com os bebês, foi criado o título "Bebê Prefeito da Cidade", que seria conferido ao primeiro bebê nascido, no hospital da cidade, a partir da zero hora do início dessa Semana. Tudo isso termina com a grande passeata pela paz, a passeata dos bebês, finalizada defronte à Catedral de Canela, com uma bênção ecumênica.

Seis anos já se passaram, com seis Semanas já realizadas. Sente-se, cada vez mais, o crescimento do envolvimento da comunidade no tema da prevenção. A taxa de gestação na adolescência baixou de 26 para 22%, talvez fruto das atenções do poder público e da comunidade para o fato.

As escolas infantis estão melhores e cresceram em número. A atenção social para os cuidados à infância e à adolescência está cada vez mais incrementada. A "Semana do Bebê", mais que uma grande festa, é a sensibilização para o compromisso permanente e consciente com o desenvolvimento dos bebês e uma sociedade melhor e menos violenta. Essa ideia foi aprovada pelo Fundo das Nações Unidas para a Infância (Unicef), pela Organização das Nações Unidas para a Educação, a Ciência e a Cultura (Unesco) e pelo governo estadual, que atualmente realiza, em 26 de novembro, o "Dia Estadual do Bebê"; e já temos mais de 40 cidades engajadas nesse movimento.

Neste ano realizou-se, pela primeira vez, o "Encontro Parlamentar do Senado e do Congresso Federal" durante a Semana do Bebê, quando se reuniram em Canela deputados e senadores que formam a "Frente Parlamentar dos Direitos da Criança e do Adolescente". O encontro foi concluído com a elaboração da Carta de Canela, que privilegia a palavra "Bebê", ao qual é conferido *status* de cidadania, com o reconhecimento da competência, de direitos e deveres, e os temas depressão materna e educação infantil também foram valorizados.

Concluindo, reafirmo que essas iniciativas podem ajudar na formação de uma cultura que contribuirá com a estrutura de uma "base mais segura", dotada de mais empatia, em que a humanização exista, diminuindo, assim, a psicopatologia, seja nas interações ou nos mandatos trans e intergeracionais, formando, dessa maneira, crianças e adolescentes mais sadios. Como diz Boris Cyrulnik, cabe a nós, profissionais, sermos tutores da resiliência.

Ao se conseguir uma cultura mais humana, não podemos deixar de lembrar o líder comunitário Nilson Santos, de Canela, já falecido, que dizia "O teatro mudou meu bairro para melhor", ao mesmo tempo que afirmava: "Ter cultura é ter saúde".

REFERÊNCIAS

CELIA, S.; NUDELMANN, C. Analyse d'um programe d'intervention auprés de nourissons dénutris it deleurs méres dépressive, la nouvelle place du pediatric. *Medical News, Medicins San Frontere*, v. 11, n. 2, 2001.
CELIA, S. Interventions with infants and families at risk: context and culture. *Infant Mental Health Journal*, v. 25, n. 5, 2004.
CYRULNIK, B. *Un merveilleux malheur*. Paris: Odile Jacob, 2002.
MORO, M. *Tous les enfants pour une culture*: enfances et Psy 1999. [S.l.]: UNICEF, 2005.

19

Psicopatologia da vida moderna *versus* recursos e mobilizações terapêuticas*

Salvador Celia

Escolhi este tema por me parecer muito atual, tendo em vista a forma como estamos vivendo e enfrentando os novos quadros clínicos e manifestações psicopatológicas, ou várias formas de se apresentar antigos problemas. Igualmente, penso também trazer exemplos de recursos e mobilizações de minha prática cotidiana, tanto no ensino docente como no de trabalhador da área da saúde, não somente na clínica privada, mas também na comunidade. Vivemos hoje uma crise social intensa, em que vários fatores existentes podem provocar e até mesmo gerar situações psicopatológicas, muitas vezes decorrentes da própria vulnerabilidade biológica.

Muito progredimos na chegada ao século XXI: o fantástico desenvolvimento tecnológico atinge pontos exuberantes, facilitadores da vida humana; porém, esse mesmo progresso acarreta também uma série de dificuldades e transtornos devido a sua rapidez, seu poder de transformação de hábitos, só para citar algumas das variáveis.

Temos acesso via internet ao mundo globalizado, o que nos traz grandes vivências e conhecimentos, mas também grandes problemas, em uma espécie de "iatrogenia" provocada por tanto estímulo,

---

* Palestra proferida pelo Dr. Salvador Celia ao ser agraciado com o título de "Membro Honorário da Academia de Medicina do Uruguai", na Jornada Científica em homenagem ao Prof. Luis Enrique Prego Silva, em Montevidéu, 2006.

sem espaço para *holding*, "continência", espaços e ritmos próprios para absorver essas informações.

Assim como temos o "mundo em casa", temos também o exagero, por exemplo, do recente lançamento de um canal exclusivo para bebês e crianças até os 3 anos, e a descoberta de que 68% dessas crianças ficam em casa vendo televisão, absorvendo e passando tempo em frente a um "ecran". Não é um canal de televisão para pais com informações sobre interações e desenvolvimento, não; é para os próprios bebês se ocuparem. Onde estão as canções de ninar, os jogos, os espaços lúdicos, as conversas tão necessárias para o enriquecimento do desenvolvimento da personalidade?

Na condição de psiquiatra de crianças, adolescentes, bebês e famílias, seguidor do "Mestre Prego", começo por um dos problemas mais sérios citados por Golse, que é a perda dos direitos de ter infância, talvez um dos maiores fatores a desencadear a terrível violência que hoje nos aflige como nunca, violência essa que atinge todas as camadas sociais, mas principalmente os mais pobres, tendo em vista as circunstâncias que os rodeiam, tanto são os fatores de risco a que estão expostos.

Os bebês e crianças até os 3 anos têm que se adaptar às novas situações da vida familiar. Mamãe precisa trabalhar, papai nem sempre faz parte dessa constelação, cuidadores ou *baby-sitters* nem sempre existem e nem sempre são de boa qualidade, tornando, desse modo, as creches cada vez mais necessárias.

Não se trata de não respeitar a mãe, seu trabalho, suas necessidades e desejos, pois a mulher para ser feliz e exercer boa maternagem precisa ser reconhecida e dotada de intenções, vontades, emoções, expectativas e planos para conseguir desempenhar bem seu papel, sua nova identidade de mulher, esposa e trabalhadora ao se tornar mãe.

A desestruturação familiar, a violência em todas as camadas sociais dentro da família, a monoparentalidade, que, no Brasil, já atinge a taxa de 28%, sendo 23% só de mulheres, e as dificuldades de acesso à saúde e à educação tornam a busca da cidadania, para alguns, um estágio quase impossível de alcançar. A gravidez na adolescência, ao redor de 22%; a droga com seus vários tipos e consequências; a depressão que já ocupa o quarto lugar entre todas as doenças, com incidência de depressão pós-parto na faixa de 15 a 22% dependendo do nível social: tudo isso acarreta efeitos severos no desenvolvimento do bebê, da criança e do adolescente.

Não poderia deixar de citar, também, outro problema de nossa época: o parto cesariano, que, nas camadas mais desenvolvidas, alcança até 78% nos hospitais de renome, por exemplo, em Porto Alegre, não sendo apanágio só dessa cidade. Lembro aqui Michel Odent, em seu livro *O camponês e a parteira,* quando fala que nós, como sociedade, prejudicamos a terra, não a respeitamos mais, estamos nos alimentando mal, roubamos dela suas preciosidades sem cuidá-la, numa comparação ao incremento da cesariana em substituição ao parto natural que tem acarretado sérias consequências aos bebês e suas famílias.

Pesquisas francesas mostram que as mães cujos bebês nasceram de cesariana no início estavam mais tranquilas em comparação às mães que tiveram parto natural. Mães de parto natural relatam que sofreram mais no início, mas com o passar dos dias o parto natural mostrou maior facilitação ao apego e melhor desenvolvimento dos bebês.

Há, como se vê, uma "carência", um vazio existencial na humanidade, com problemas não só "imediatos", mas de acordo com estudos longitudinais, com reflexos também no desenvolvimento dos adolescentes e dos adultos.

Exemplo disso é a alta prevalência, para mim nem sempre confirmada, do transtorno de déficit de atenção/hiperatividade (TDAH), com o uso indiscriminado de estimulantes e anfetamínicos que resolvem o problema do professor, da escola e dos pais, mas não das crianças. Muitas delas refletem na sua falta de atenção a "falta do olhar" intencional, respeitoso, desejante, e, na sua hiperatividade, quem sabe, não estarão em busca de um limite, um espaço continente, uma "pele psicossocial" que as contenha e acalme para que possam se sentir seguras.

Os estudos de depressão pós-parto estão cada vez mais conectados com os efeitos da psicopatologia infantojuvenil. Sinto-me impactado com as declarações da atriz Brooke Shields no livro *Depois do parto... a dor*:

> Não me sentia vinculada a minha filha Rowan e tive ideias suicidas. Há um verdadeiro estigma cercando a depressão pós-parto, e ela pode ser crônica e devastadora. [....] Nós, mulheres, pensamos na maternidade como uma coisa sacralizada, incapaz de produzir sentimentos ruins, doenças. É uma barreira cultural difícil de transpor. (Shields, 2006).

Isso tudo me faz lembrar novamente de Prego, sua adoração por Winnicott quando diz: "a mãe tem mil razões para ter ódio de seu bebê". Junto ao direito de se ter, vem o direito à maternidade, o que me faz lutar, no Brasil, junto com a Sociedade de Pediatria, por uma licença-maternidade de seis meses.

Na verdade, para se ter direito à infância, é imprescindível o direito de ser mulher e, consequentemente, o acesso à maternagem. Das contribuições de Stern, destaco a chamada "constelação da maternidade", em que ele fala que a mulher, principalmente com o primeiro filho, vive uma circunstância especial, em que ela é uma mamífera necessitada de ajuda. Nessa teoria aparecem termos como o discurso com sua mãe (sua história anterior), com o seu bebê (sua contingência e empatia) e o colóquio com ela mesmo, agora na busca da nova identidade. Esses discursos são acompanhados por temas como vida e crescimento, relacionamento consigo, rede de apoio e nova identidade. Isso tudo em momento de vulnerabilidade ou "transparência psíquica", tão necessária de ser entendida para se cuidar melhor o pré-natal.

Tais fatos me levam a acreditar que os problemas psicopatológicos de hoje e principalmente do futuro têm muito a ver com a herança cultural, somada à genética. Penso que nossa vida mental (expressão didática) irá se centrar pelo que fomos no início da vida, no que diz respeito a atenção dos cuidadores, sobretudo das mães.

Nascemos biologicamente para nos vincular. Há, inclusive, propensão genética, como na escolha da vinculação do modelo mostrado por Lorenz, com seus gansos, e Harlow, com seus macacos, desenvolvendo o que se chamou *imprinting*, sendo Bowlby quem organizou a ideia da base segura com sua teoria do apego. Não ficou ele somente na teoria da regressão, seja oral ou anal, mas foi em busca de outras ideias utilizando também a psicanálise, a etologia, as teorias cognitivas, o comportamental. Foi muito criticado por Margareth Mead, para quem atribuir tantas responsabilidades aos cuidadores era "[...] um passo atrás na ideia da conquista das mulheres".

A ideia da intenção, ou seja, a reciprocidade entre uma e outra, o biológico e o ambiente, a mãe e o bebê, me parece fundamental, pois, na verdade, é uma interação, uma relação que buscamos para nos desenvolver. A sintonia materna dotada de contingência – que tem a ver com a sensibilidade da mãe para conseguir a regulação das emoções e o controle do bebê – me parece de fundamental importância.

Olhar o bebê como um ser desejante (com outro olhar), ver suas intenções, crenças e pensamentos, o torna único, compreendido, tendo um *self*, uma individualidade, uma função reflexiva. Isso tudo foi dito sobre a mãe, mas é também extensivo ao pai e a outros "cuidadores".

Qual a função dos adultos nessa ideia vincular e reflexiva de Fonagy? "Penso, logo existo" não nos traz firmeza. "Penso que tu pensas que eu penso; então sou um ser pensante, logo eu existo" é a individualidade, a saúde mental. Não é fácil chegarmos a isso sabendo inclusive que essas interações são transmitidas de geração em geração. Não fora assim, não haveria humanidade: é necessário projetarmos em nossos filhos, porém sem sermos iatrogênicos; citando outra vez o Mestre Prego, sem criarmos "a jaula", respeitando o desejo, a individualidade de cada um. Essas interações, relações com os cuidadores, serão internalizadas e funcionarão como um sistema biocibernético de redes neurais, em que tudo acontecerá conforme as imagens e sentimentos vivenciados.

Os modelos operantes internos (MOIs) aparecerão sempre que necessário em situação de separação e individuação. Teremos que buscar o desapego, pois caso contrário seremos indivíduos simbiotizados vivendo numa sociedade parasitária. Essas internalizações, após o oitavo mês, nos trarão, com o desenvolvimento da memória, a sensação de sentirmos angústia diante de estranhos, de nos individualizarmos e criarmos apegos seguros ou inseguros, talvez do tipo evitante, resistente ou desorganizado. Tudo será construído conforme nossas primeiras vivências, nos acompanhando no ciclo vital, ou seja, na infância, na adolescência e em outras etapas da vida.

A patologia pode não ser tão severa. Gosto da metáfora da linha de trem: nos cruzamentos, podemos sair da rota principal, mas podemos voltar a ela mais adiante, percorrendo caminhos laterais. Bowlby e Winnicott se aproximam ao dizer que a violência e o roubo podem ter origem nas carências, na falta do que não se teve ou no pouco que se teve e se perdeu.

É nessa situação humana solidária que nasce uma das maiores qualidades do ser humano: a empatia. No início é pré-verbal, fase da mímica, do olhar, do escutar, mas depois será fundamental para se conseguir uma boa qualidade de vida. A mãe sintônica, contingente, lê nos olhos e deixa-se ser olhada e escutada, toca e é tocada, levando o bebê a se harmonizar sentindo os outros seres.

Os estudos de Rhodes e Lewis, nos Estados Unidos e no Canadá, mostram que todos os criminosos não tinham empatia, falavam das tristezas de suas infâncias, negligências, abusos físicos, sexuais, carências e inclusive fome. Essa violência poderá ser perpetuada e repetida.

Tremblay mostra, em Quebec, que aos 7 anos as crianças escolares já apresentam níveis de violência, como agressividade. Na verdade, diz ele, já deveriam apresentar isso até antes, no maternal, quando tinham menos idade. Estudando e aplicando os conhecimentos apropriados, conseguiu mudar a agressividade e a regulação do controle para as crianças de 18 meses em diante.

Ao enfatizar as teorias do apego, a criação de base segura, com alicerces na segurança e confiança, pensei em construir recursos terapêuticos que mobilizados no atendimento pudessem resultar na diminuição dos problemas e atacar os focos de violência, para que ela deixe de ser epidêmica e se torne endêmica.

Proponho a construção de alianças terapêuticas embasadas no apego, na empatia, para o atendimento das patologias antigas e modernas. Para isso, vislumbro não só o atendimento individual, mas também o grupal, o comunitário e o envolvimento de ações políticas. Necessitamos criar anticorpos não rejeitantes e "apegos seguros" para enfrentarmos os desafios, nos tornarmos mais resilientes e mais adaptáveis diante das adversidades do mundo moderno.

Defendo ações didáticas, docentes, mobilizações de profissionais, de auxiliares de profissionais, das famílias, enfim, da própria comunidade. Essas ações, como veremos, poderão se transformar em verdadeiros programas de instrução com enfoque nos primeiros anos de vida. Essa "capacitação" pode tornar-se o caldo de uma "cultura" mais saudável para o desenvolvimento dos bebês, enfim, dos seres humanos.

Comecei no início da década de 1980, trabalhando em saúde pública, nos centros de saúde, capacitando psicólogos, ginecologistas, pediatras, enfermeiras e assistentes sociais para o atendimento de gestantes e mães de bebês até os 3 anos. Nosso grupo era chamado o "Grupo do Perfume", por tratar de "perfumarias" (prevenção, psicoprofilaxia). Eu me dei conta da necessidade de outro olhar sobre a pediatria. Quem cuidava da mãe? Seria o ginecologista? Seria o pediatra? Começava aí a me preocupar com a depressão pós-parto, sua prevalência, seus efeitos.

Em outubro de 2003, no *British Medical Journal*, Hendrick fez um alerta, citando Heneghan e colaboradores (2000): em uma clínica de pediatria do Reino Unido, de 214 mães que trouxeram seus filhos à clínica, 86 delas relataram sérios sintomas de depressão, mas apenas 34 (29%) foram diagnosticadas. Cada vez mais, é necessária a capacitação do pediatra para dar atendimento psicológico e saber encaminhar pacientes com muito cuidado para não cometer iatrogenia.

No início dos anos de 1990, no Projeto Vida, apresentamos um estudo em que correlacionamos desnutrição infantil e depressão materna. Encontramos, na Zona Norte de Porto Alegre, numa vila popular, 23% de crianças com desnutrição, filhas de mães que sofriam de depressão materna. Nossa terapia, inicialmente, não trazia resultados, as mães não mudavam seu perfil, não conseguíamos criar uma aliança terapêutica; na realidade, privilegiávamos demais os bebês e "esquecíamos os bebês internos de cada mãe". Ao entendermos a importância de maternizá-las e de proporcionar reforços positivos, conseguimos melhoras. Com o passar dos anos, alcançamos o índice de 8% de desnutrição nas crianças.

Uma das maiores referências nessa mobilização foi o ato de realizarmos visita domiciliar. Mães com vários fatores de risco, que nunca frequentavam o centro de saúde, nos levaram a fazer o que Selma Fraiberg recomendava: a "psicoterapia na cozinha".

Essa vivência serviu de referência e exemplo quando, em 1996, iniciei minha docência na Faculdade de Medicina da Universidade Luterana do Brasil (Ulbra), que iniciava um novo curso, com perfil voltado para a família e a comunidade. Imaginamos, então, junto com o professor Odon Cavalcanti, o "Ciclo da Vida", dedicando dois semestres ao bebê e seu mundo. Pensamos nos estudos de Fraiberg, Lebovici e Bion, que deveriam ser destacados em uma nova realidade. Atender famílias com problemas múltiplos, bebês carenciados, mães com estrutura emocional tipo depressiva, limítrofe.

O estudante teria que agir logo; afinal, ele iniciava o curso vendo a "vida", não só com alegrias, mas acompanhada de muitos problemas. O estudo do cadáver, da anatomia, também acontecia, mas nosso curso seria diferente. Como enfrentar as circunstâncias da favela? Traficantes, falta de higiene, falta de estrutura social? Enfim, além de observar um bebê e sua mãe, teria ele de cuidar das vacinas, da desnutrição, do estresse, dos maus-tratos e da negligência. Teria que, na verdade, ser agente de saúde.

Com o tempo, nos demos conta de que o grande problema era o sentimento transferencial que o aluno vivenciava ao enfrentar essa situação. Ele estava qual a gestante no estágio de "transparência psíquica" e somente com apoio e supervisão (*holding*) poderia enfrentá-la. Ao longo do acompanhamento, notamos que as famílias estavam mais saudáveis, mais competentes e conectadas ao posto de saúde; o estudante, por sua vez, recebia supervisão e até aulas de teatro e estava mais humanizado, mais empático, enfim, recebera os efeitos do "professor bebê".

Os anos se passaram, e levamos os estudantes para a psiquiatria infantil. Já tinham adquirido algumas experiências e então poderiam atender em ambulatórios crianças, adolescentes e adolescentes grávidas numa instituição. Lá se depararam com outras situações críticas, causadas muitas vezes pelo próprio pai ou padrasto, como estupro, gravidez indesejada, exclusão da vida familiar, uso de drogas ou prostituição. Usamos técnicas psicoterápicas, e novamente a teoria do apego nos serviu de referência para a construção da aliança terapêutica, a busca da "base segura". O terapeuta teria que ser seguro, confiável e atento; deveria compreender que esses pacientes viviam em estado limítrofe.

A Abordagem do Desenvolvimento, de Fraiberg, e a Abordagem Interativa, de Mcdonough, aliadas à Psicodinâmica, de Cramer, à escuta atenta, de Bion, e à empatia, de Lebovici, foram usadas. Que desafio, que experiência! Como enfrentar o apego evitante nessa defesa tão necessária que as mães usavam para se proteger no início das intervenções? Outra possibilidade surgia! Acompanhar os bebês dessas mães na creche. Além delas, outras mães da comunidade foram frequentar com seus bebês nossa instituição.

Podíamos, agora, acompanhar a interação mãe-bebê, seu ritmo, seu espaço e a conquista de sua autonomia. Um novo achado surgiu: 50% das outras mães também apresentavam carências, depressões. Observavam os estudantes que os bebês recebiam estímulos dos cuidadores, sendo a média de 3 a 4 bebês para cada cuidador, e as mães foram atendidas por eles com abordagens psicoterápicas de apoio. Eles participavam das reuniões de supervisão da equipe, cuidando para que o ambiente da creche funcionasse como comunidade terapêutica sedimentada na ambientoterapia.

Com isso, conseguimos uma prática importante, pois os estudantes atendiam e observavam entrevistas individuais, de grupo e a formação de cuidadores. Todavia, sentíamos que poderíamos buscar mais oportunidades de intervenção. De uma ideia surgida numa das conferências da "White House" em 1997, nos veio a possibilidade de intervirmos em outra comunidade e em outro momento. Pensamos observar mães e bebês num dia especial: o dia da vacinação, momento mágico em que as famílias buscam a saúde para seus filhos em visitas aos centros de saúde.

Escolhemos a comunidade da cidade de Canela e criamos uma escala para observar as interações de mães e bebês até 1 ano de idade numa cidade onde nascem em média 800 bebês ao ano. Privilegiamos observar, na interação, o olhar, a escuta, o pegar, o segurar no colo, as conversas lúdicas como principais itens. Os resultados avaliados mostraram tendência entre 12 e 15% de possíveis dificuldades nas interações. Decidimos fazer uma visita domiciliar dentro de um mês, após o dia da vacina, para verificarmos esses resultados e depois então encaminharmos os possíveis casos para os agentes e serviços de saúde.

Junto com a equipe de Canela, da área da saúde, passamos a capacitar agentes a conhecerem termos como "apego", "resiliência" e "depressão", entre outros. Após, realizamos uma pesquisa longitudinal que apresentava dados segundo os quais possivelmente 22% das mães poderiam ter depressão e verificamos também fatores protetores e de risco. A idade mais avançada da mãe, o menor número de filhos, o maior tempo de aleitamento materno, a escolaridade mais desenvolvida e a presença do companheiro eram dados significativos que apontavam para uma melhor "interação" pais-bebês.

Com isso, criamos um "caldo de cultura" em Canela, com o apoio do governo municipal e da comunidade em torno da "primeira infância". Em 2000, após concluirmos o "Curso de Psicopatologia do Bebê a Distância", dirigido pelos professores Barriguette (México) e Lebovici (França), surgiu a ideia, com o grupo de alunos, de continuarmos juntos, sendo que o tema que iria nos unir era o da organização de uma semana em Canela dedicada aos bebês!

A frase de Nelson Mandela, "Necessita-se de uma comunidade para educar uma criança", citada em 1997 por Hillary Clinton em seu livro, nos estimulava e nos trazia expectativas em torno do novo desafio.

Convidamos a rádio da cidade, o jornal local, os governos municipal, executivo e legislativo, as organizações comunitárias, como Lyons, Rotary, associações de moradores, professores e voluntários para essa tarefa e organizamos, em maio de 2000, a 1ª Semana do Bebê – uma semana de sensibilização e de apoio às crescentes ações já desenvolvidas por técnicos da saúde, educação e cidadania.

Várias ideias surgiram, como dar o "título" de Bebê Prefeito ao primeiro bebê que viesse a nascer durante essa semana, expor fotografias nas vitrines da cidade, proferir palestras nos bairros para a população e criar um seminário internacional. Para os estudantes do ensino fundamental e do ensino médio, houve a criação de oficinas de sexualidade e de um concurso de redações sobre o tema. Manifestações culturais, como canções e obras teatrais, passavam a fazer parte do programa, que finalizaria com uma bênção ecumênica e a "Passeata dos Bebês".

Transcorridos sete anos, notamos frutos e vemos iniciativas semelhantes em várias cidades do Estado; o próprio governo gaúcho criou o Dia Estadual e a Semana Estadual do Bebê, que ocorre anualmente em novembro. No Brasil, o Congresso Nacional prepara-se para aprovar a lei que cria a "Semana Nacional de Prevenção da Violência", com investimentos na primeira infância, iniciativa do senador gaúcho Pedro Simon. Com os recursos terapêuticos individuais e grupais, com a capacitação de técnicos e com a participação comunitária, podemos chegar à prevenção e à psicoprofilaxia tão necessárias para alcançarmos uma melhor qualidade de vida.

REFERÊNCIAS

HENDRICK, V. *Treatment of post natal depression*. BMJ, v. 327, 2003.
HENEGHAN, A. M. et al. Do pediatricians recognize mothers with depressive symptoms? *Pediatrics*, v. 106, n. 6, p. 136-1373, 2000.
SHIELDS, B. *Depois do parto, a dor*. Rio de Janeiro: Prestígio, 2006.

PARTE 7

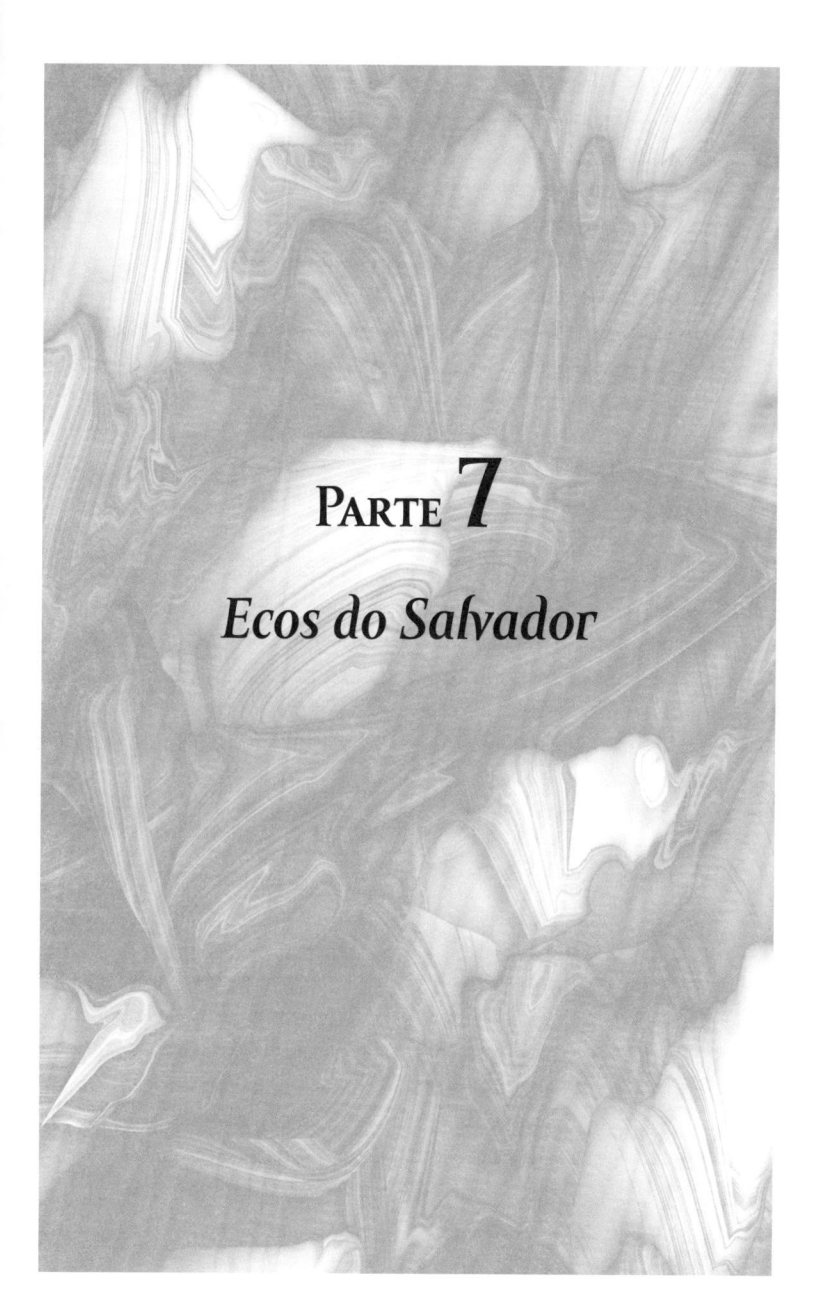

Ecos do Salvador

Argentina 20

"Bordando condições de mais dignidade": entrevista com Salvador Celia*

Ricardo Gorodisch

Ricardo Gorodisch: Na sua opinião, quais podem ser os fatores gerados pela crise social atual da nossa região que têm potencial patógeno para o desenvolvimento normal das pessoas? Refiro-me, por exemplo, a fenômenos como a desorganização familiar, a violência, a dificuldade de acesso à educação e à saúde, entre outros.
Salvador Celia:** Todos estes são fenômenos muito importantes. A verdade é que estamos atravessando um momento de muita desumanização, e, com isso, me refiro a processos muito rápidos, muito desestruturadores e violentos, que estamos vivendo numa

---

Ricardo Gorodisch é psiquiatra (UBA), psicanalista (APA), presidente da Fundação Kaleidos, Diretor do Instituto EOS e coordenador do Jakairá, Centro para mães e pais adolescentes, com sede na cidade de Buenos Aires.

---

* Entrevista publicada na *VERTEX*: Revista Argentina de Psiquiatria, Buenos Aires, v. 14, n. 54, p. 299-304, 2004.
** **Salvador Celia** é professor de Psiquiatria da Faculdade de Medicina da Universidade Luterana do Brasil (Ulbra) e diretor do Instituto Leo Kanner de Porto Alegre. Consultor da International Society of Adolescent Psychiatry (ISAP), da International Association for Children and Adolescent Psychiatry and Allied Professions (IACAPAP) e do Fundo das Nações Unidas para a Infância (Unicef) no Brasil. Foi por seu trabalho original e brilhante na área de prevenção em saúde mental em regiões de carência social, com bebês e seus pais, que solicitamos uma entrevista para incluir neste Dossiê da Vertex.

sociedade na qual é muito difícil encontrar "portos seguros". O primeiro deles deveria ser a família. Hoje existem famílias com uma grande desorganização; por exemplo, existem famílias que sofrem grandes rupturas, como consequência de migrações, de problemáticas importantes do pai e/ou da mãe, falta de apoio por parte dos avós, perdendo-se, assim, as raízes. A família deixa de funcionar como um espaço continente, no qual há lugar para o jogo das identificações. Como consequência do elevado índice de desemprego, a autoestima dos pais é muito baixa, e esse sentimento deteriora sua capacidade de valorizar-se no exercício da paternidade ou da maternidade. Além disso, a monoparentalidade no Brasil está entre 25 e 30%, e na maioria são mulheres que assumiram toda a responsabilidade. O marido se separa da mulher e, lamentavelmente, se separa também dos filhos, deixando um vazio muito profundo, porque sabemos que o pai representa a estruturação do código de ética da sociedade e é o responsável por apresentar o mundo ao bebê. Esta é uma falha muito grave que traz consequências para o futuro e o desenvolvimento da pessoalidade. Estamos vivendo numa sociedade sem esperança, vivemos numa sociedade com muita depressão. Os pais lutam para conseguir recursos para suas famílias, mas não encontram a possibilidade ou as forças internas para encontrar saída para essa situação. A violência no Brasil começa pela falta de comida. Temos uma população muito carente, e é a criança quem sofre mais. Isso é, para mim, um aspecto psicopático da sociedade, porque exportamos soja, farinha, carne. Exportamos para o mundo proteínas de primeira qualidade, enquanto o povo passa fome. Acho que o presidente Lula tem toda razão ao estabelecer como sua principal prioridade o problema da fome no Brasil e tentar resolvê-lo.

A dificuldade de acesso à educação continua. Os jardins maternais que temos são de baixa qualidade, muitas vezes são verdadeiros depósitos de crianças, e muitas delas nem têm acesso a eles. Com relação à educação, além de haver muitos analfabetos, temos os analfabetos funcionais, pessoas que sabem ler, mas que não sabem o que leem porque não entendem o significado. Tudo isso gera, para inúmeras pessoas, uma situação de desvantagem sociocultural, com problemas muito importantes para o desenvolvimento de sua pessoalidade. Quando se começa a vida sem ser contido, sem ter as mínimas condições asseguradas, usará da própria violência como uma forma de defesa, como uma forma de poder sobreviver. Penso que é uma situação muito difícil que gera psicopatologia. A violência, por exemplo, os homicídios na adolescência ocupam atualmente no Brasil o primeiro lugar nas estatísticas de morte. Numa classe mais favorecida, temos a dependência química às drogas, a anorexia nervosa e outros transtornos alimentares, assim como se encontra nos países mais desenvolvidos.

Ou seja, é muito difícil viver numa sociedade na qual algumas pessoas, muito poucas, desfrutam uma vida de primeiro mundo, enquanto a maioria das pessoas está sofrendo em consequência de todos esses problemas.

RG: *As famílias monoparentais são consequência de uma desorganização familiar ou são uma nova modalidade de estruturação familiar que não é, necessariamente, desorganizada?*
SC: Eu as entendo como desorganização, inclusive nos casos nos quais os papéis estejam invertidos, e não necessariamente que o pai esteja ausente. Pode ser que o pai esteja em casa, mas que seja alcoolista ou abusador, ou um negligente, e que não brinde o sustento necessário para sua família. Então, a desorganização familiar passa muito pela falta de sustento, pela falta de modelos de identificação. Isso é mais observado nas subculturas do setor mais desfavorecido da sociedade.

RG: *Existe alguma outra variável pela qual pensa que a marginalidade social afeta o desenvolvimento normal das pessoas?*
SC: Se a família não consegue ser o sustento, não consegue ser o caldo de cultivo favorável para que alguém se desenvolva, existem alternativas de substituição. Vejo a escola como um fator terapêutico. O professor é outro modelo de identificação. Se não tenho nem pai, nem mãe, se não tenho avós, se não tenho padrinhos, poderia encontrar na escola modelos de identificação mais positivos. A exclusão social é muito séria para a personalidade.

RG: *Quais seriam, no seu critério, os mecanismos, as vias, ou seja, a "patogenia", pelos quais esses fatores sociais determinam dificuldades no desenvolvimento normal dos primeiros vínculos e/ou de outras etapas de maturação como a lactância e a adolescência?*

SC: Sou um apaixonado pela "teoria do apego" e aprendi das ideias de Bowlby que é preciso construir uma base segura. Com uma base segura, então, posso me proteger, posso enfrentar as coisas e ser mais resiliente, ou seja, posso ter maior capacidade de adaptar-me. Mas quando encontro uma situação de tanta desestruturação, tão excludente, é muito difícil. Os estudos feitos nos Estados Unidos por Srouffe mostram claramente que as pessoas que vivem numa situação desestruturante desenvolvem um apego muito inseguro. E podem partir de um apego inseguro evitante como uma forma de defesa ou um apego inseguro muito resistente, que também é uma forma de poder enfrentar as coisas. Se um indivíduo encontra um mundo muito caótico, poderá desenvolver um apego desestruturante. Mas, na verdade, as pessoas que vivem maiores situações de risco são as pessoas que têm um apego inseguro evitante. E aí, para se defenderem, precisam criar uma defesa em seu narcisismo. Têm dificuldade desde pequenas para se reunirem em grupo e carecem dessa flexibilidade e da possibilidade de interagir socialmente. Então, entendo os transtornos do vínculo como uma das vias da patogenia. A princípio, podem aparecer como uma forma reativa, mas, infelizmente, quando a situação é permanente, quando se torna crônica, essas pessoas podem apresentar problemas muito sérios, como, por exemplo, depressões graves ou atitudes antissociais, assim como sérias dificuldades no relacionamento com os grupos. E, se essa defesa supera os limites, passa-se, então, a viver em um mundo de transtornos psicopatológicos que pode manifestar-se na hiperatividade, no déficit de atenção, na depressão, numa autoestima muito baixa, problemas do comportamento. Como diz Winnicott, talvez pelas carências sofridas, essas pessoas estejam numa busca desesperada de substitutos e vão roubar, vão mentir, em outras palavras, vão buscar coisas que roubaram delas, pela falta de carinho, a falta do suporte, do calor humano. Enfrentam a sociedade. A empatia é desenvolvida nos primeiros anos na relação com a mãe e com o pai. Se eles puderam oferecer uma relação sintônica e continente, então essa criança poderá desenvolver a capacidade de sentir-se no outro. Nos estudos de pessoas com graves problemas antissociais, criminosas, foi provado que não possuem desenvolvida a empatia. Como se resolve isso? Se a mãe e o pai estão bem, poderão oferecer ao bebê essa segurança, que é a base segura. Então situações muito desfavorecidas geram apegos inseguros. E, o que é mais, sabemos que 80% das pessoas vão transmitir aos seus descendentes a mesma modalidade de apego que tiveram quando crianças com seus pais, criando-se, assim, um verdadeiro círculo vicioso geracional.

RG: Ou seja, a primeira coisa que é afetada por essas variáveis é a capacidade de confiar no outro, em um grupo ou na sociedade.
SC: Exatamente. E de sentir o outro. O apego, para mim, é o anticorpo, é como uma vacina, é a maneira que tenho para enfrentar a vida. O apego é formado pelas representações internas. Vou fotografar mentalmente o que mamãe e papai fazem, principalmente o que mamãe ou meus cuidadores, que são tão importantes, me fazem. E em situações difíceis, vou dispor disso. Mas se tenho uma representação muito deteriorada, fica muito difícil.

Agora, qual é a outra função do apego? É alcançar um bom desapego, porque não se pode ter uma simbiose permanente, não queremos criar uma sociedade parasitária, simbiótica. A criança tem que desenvolver sua autonomia e sua independência. O apego é uma forma de ter um anticorpo, de ter uma força emocional que vai resultar em capacidade de adaptação e resiliência. Mas não existe a invulnerabilidade. Segundo a mitologia, Aquiles foi banhado no rio Tebas por sua mãe, um rio que era milagroso e deixava as pessoas invulneráveis. Mas a mãe teve que segurá-lo pelo calcanhar; essa zona ficou fora da água e aí recebeu as flechadas que o mataram. Esse mito serve para mostrar claramente que a invulnerabilidade não existe. Mas temos que conhecer os fatores de risco e os fatores protetores. Nunca serei resiliente para tudo, serei resiliente talvez na inteligência, talvez na compreensão, talvez na sociabilidade; mas é difícil ter resiliência para tudo. A resiliência não é mágica, depende das aptidões, e isso tem a ver com a política, com a cidadania, com a política social da família e, principalmente, dos governos.

RG: *Então, para entender o ciclo patogênico que estamos vivendo em muitos países da América Latina, devemos dizer que as políticas fracassam em oferecer um sustento para que essas mães e esses pais possam oferecer um marco familiar no qual seus filhos desenvolvam sua capacidade de empatia?*
SC: Exatamente. Deve-se trabalhar com as competências familiares, temos que trabalhar *bordando condições de mais dignidade,* tentar melhorar a situação dos pais, das famílias. Ajuda muito saber que os pais querem ser os melhores pais do mundo, então podemos tratar de favorecer essas forças positivas, esses fatores protetores dos pais. Esta é uma das funções da cidadania, oferecer suporte para os pais, respeitando a cultura de cada um, procurar respeitar o que podem estar fazendo direito, oferecer condições para que possam se desenvolver melhor, oferecer condições educacionais, oferecer condições ambientais e oferecer muitas condições de saúde. O controle pré-natal é muito importante. É um momento muito oportuno para que a grávida possa falar, possa viver sua transparência psíquica. Podemos descobrir aí, por exemplo, que muitas delas podem estar deprimidas, e isso é um verdadeiro problema de saúde pública, assim como a violência. A violência social tem que ser incorporada e integrada e vista como um problema de saúde pública, assim como a depressão materna durante a gravidez e a depressão pós-parto. Estudamos essa problemática em Canela e em Porto Alegre. E, na população mais desfavorecida, quase 30% das mães têm depressão durante a gravidez, o que não foi detectado nas consultas de controle pré-natal, que é feito só para saber se o bebê está bem ou não. Não são dadas as condições para que a mãe possa falar sobre como está vivendo esses momentos. A depressão pós-parto também é uma questão de saúde pública por sua incidência tão alta e porque afeta a mãe, a família e o bebê, que pode ser afetado em várias áreas de seu desenvolvimento e crescimento: a empatia, a inteligência, a linguagem, a socialização, a aprendizagem. O transtorno de déficit de atenção não é apenas um problema pela falta de maturação por um problema orgânico, mas também por aspectos do vínculo inicial. Temos que oferecer um atendimento melhor para a grávida. Quero destacar

um ponto. No Brasil há um milhão de adolescentes grávidas por ano. Quinhentas mil interrompem a gravidez. Sabemos que se ajudamos essas garotas a serem mães, porque ser mãe é algo que não é instintivo, é cultural – Winnicott nos disse: aprende-se a ser mãe e se aprende a ser pai –, se proporcionamos a esses pais apoio, informação, suprimimos as carências, as negligências, os abandonos, acompanhando-os adequadamente, vamos evitar muitos desses abortos e daremos melhor qualidade de vínculo para esses bebês. Para isso, deve-se mobilizar a cidadania, a comunidade. Os quatro pilares básicos dessa tarefa são a saúde, a educação, a cultura e a cidadania. Sempre digo que um homem instruído é um homem com saúde.

RG: *Concordo plenamente. Como serão traduzidos esses eventos infantojuvenis em capacidades, condutas ou patologias do adulto? Poderia assinalar algumas situações?*

SC: Com os problemas infantojuvenis se deve ter cuidado. Aprendi com meu mestre Prego Silva, de Montevidéu, que na psiquiatria infantil deve-se falar em gerúndio porque a personalidade não termina seu desenvolvimento até os 16 ou 18 anos. Às vezes, pensamos que muitas crianças estão determinadas a enfrentar tais desafios. Mas nem sempre é assim, principalmente se estou prestando atenção aos eventos dos três primeiros anos. Os bebês juntamente com seus pais têm uma força, uma vitalidade que os impulsiona a buscar alternativas melhores. Então, ao tratar um bebê, tanto em prevenção como em tratamentos diversos, a situação pode mudar. Proponho que o Brasil abra as escolas no sábado, no domingo e de noite para que realmente se exercite uma possibilidade de cuidado. Contamos com a infraestrutura. Algumas pessoas vão apresentar quadros reativos próprios da idade, na adolescência, na infância, ou quando bebês, mas alguns lamentavelmente vão apresentar quadros crônicos pela falta de modelos de identificação. Quanto mais precoce for a intervenção, maior será a possibilidade de mudar.

RG: *Pelo que nos conta, entendo que para o senhor as variáveis familiares e ambientais são de grande relevância no momento de pensar na possível etiopatogenia dos problemas mentais, mais além de reconhecer as variáveis biológicas e genéticas.*

SC: Sim, tem toda razão. Existem estudos canadenses que mostram que, em pessoas muito violentas, com um genótipo determinado, o fenótipo pode mostrar-se diferente porque o indivíduo sofre influências do ambiente. Caso trabalhemos com essas partes positivas, poderemos então realmente buscar soluções para isso. Respeito a importância do constitucional, mas a maior vulnerabilidade provém das carências do cuidador ou do ambiente. Se essas variáveis são mudadas, as pessoas podem mudar, o adulto pode mudar.

RG: Quais seriam os recursos e as manobras terapêuticas, institucionais, psicossociais e políticas que tendem a proteger as pessoas das consequências deletérias da crise social? Entendo que, no trabalho que está desenvolvendo, existem três níveis de intervenção muito importantes que quisera pedir-lhe que nos descreva: o jardim maternal, a formação dos alunos de Medicina e a experiência de Canela.
SC: Antes quero destacar que considero que a chave está na capacitação das pessoas, tanto no nível governamental e comunitário como, e principalmente, dos profissionais e dos trabalhadores. E deve-se ter uma visão integradora, um profissional da saúde é um profissional da educação, e um profissional da educação é um profissional da saúde. Além disso, deve-se descobrir, na comunidade, as forças positivas, as forças vivas. O ser humano tem o costume de dicotomizar, de separar, de dizer "se isso não é meu, isso é do outro". Então, antes de mais nada, a integração, depois a capacitação das pessoas. O jardim maternal não é um mal necessário, é uma necessidade para a nossa época. Hoje é difícil que uma mãe esteja em casa, nem sequer é possível contar com as avós. Portanto, os jardins maternais são importantes. Mas os jardins maternais, além de serem higiênicos, com boa alimentação, têm que ter um bom pessoal. Winnicott dizia que o rosto da mãe é o espelho do bebê, e o rosto do professor é o espelho do aluno. O mesmo para os cuidadores dos bebês. Então, como não vou querer que no jardim maternal haja, pelo menos para os dois primeiros anos, como diz a Academia Americana de Pediatria, um cuidador para 3 ou 4 bebês, no máximo? Falo com alguns políticos, e dizem que isso é uma loucura, mas isso é uma loucura que se pode fazer. Depois, há

que se trabalhar para que as escolas estejam mais enfocadas no humanismo: que tenham menos preocupação pelos conteúdos e mais pela criatividade. Têm que dispor de mais espaços lúdicos. Além disso, é um espaço ideal para a elaboração dos traumas, não apenas dos traumas como consequência da exclusão social. As crianças de classe média e classe alta também têm sérias dificuldades nos vínculos com seus pais. Assim, esses traumas podem ser diminuídos se tiverem bons cuidadores e bons professores e um determinado tipo de escola. A escola tem que funcionar como um fator protetor. Fora da escola são importantes os centros de lazer, de esportes, de teatro e de dança. Tenho experiência com o "Projeto Vida", de Porto Alegre, para crianças, adolescentes e famílias. A *capoeira* do Brasil é algo tremendamente importante para ser usado com crianças agressivas, crianças de rua, porque com suas danças e com a música, constrói um espaço grupal para a expressão da agressão, mas contida num contexto grupal e social, com limites. Essa agressão então é expressa, mas sem violência. Nesse projeto, temos ótimos resultados com os aspectos depressivos de muitas dessas crianças, e diminuem os índices de *acting out*. Nesse esporte, posso brincar de que encontro o inimigo e o destruo. Mas meus companheiros continuam aí, continuam vivos. Portanto, a dança, o teatro, são coisas muito importantes, necessitamos de centros recreativos e centros comunitários. É preciso trabalhar para que a comunidade possa criar associações comunitárias. Realizamos um estudo em Porto Alegre no qual observamos que muitas mães e bebês com problemas de nutrição vinham do interior, tinham perdido suas raízes. A maioria das mães não conta com o apoio do companheiro. A depressão apareceu depois da desnutrição dos bebês. Desnutrição mais depressão das mães. Mas as mães que estavam conectadas com a associação comunitária tinham apoio, e a situação era outra. Temos que pensar muito na comunidade, informá-la e tratar de vitalizá-la. O controle pré-natal é muito importante. Com as visitas domiciliares pode-se ver o que acontece no núcleo familiar. Com esse enfoque, podemos diminuir os maus-tratos, as carências e as negligências. Em Canela, estamos capacitando os trabalhadores sociais e outros agentes de saúde para que não apenas avaliem a altura, o peso, os sinais de desenvolvimento do bebê. Em sua bolsa, levam também um chocalho e uma bolinha para brincar e poder observar assim, como está a interação mãe-bebê. Insistir que as mães falem mais, que cantem mais para o bebê, que o massageiem, que o toquem, gestos que para a saúde são muito importantes.

RG: *Como funciona o jardim maternal do "Lar São José"?*
SC: Esse jardim maternal está destinado a bebês cujas famílias estejam em alguma situação de risco; mães adolescentes, deprimidas, com risco de perder seu trabalho. Temos uma capacidade para 15 bebês e contamos com 9 cuidadores, incluindo a cozinheira. Ela também é uma professora, assim como a pessoa responsável pela limpeza. Temos um cuidador para cada três bebês, e cada um tem uma supervisão individual semanal. Os problemas da equipe são trabalhados em um espaço grupal. Além disso, os pais dos bebês são bem-vindos. Porque entendemos que esse é um jardim maternal onde os pais têm que estar integrados. Também, 50% dos bebês têm mães deprimidas. Então estamos fazendo psicoprofilaxia, porque, além de atender o bebê, atendemos a mãe. Ela pode vir na hora que quiser, e assim diminuem as angústias persecutórias que surgem quando se pergunta: "Será que estão tratando bem o meu bebê?". Também pedimos que, se alguém do pessoal faltar, elas nos ajudem. Deve-se ter uma interação permanente. Esse jardim maternal é um sonho, mas possível de atingir, e tem ótimos resultados.

RG: *Qual é o marco institucional desse jardim maternal?*
SC: Isso foi possível graças ao Children Action, que nos proporcionou o financiamento para realizar a reforma estrutural da casa e nos manteve com o pagamento do pessoal competente. Além dos cuidadores, essa equipe inclui um psiquiatra, que sou eu, uma psicóloga, ambos voluntários, e uma pediatra. Somos um grupo responsável por oferecer esse atendimento. É uma escola de vida, mas também um centro de saúde, de saúde mental e de psicoprofilaxia. Com os alunos de Medicina, iniciamos, em 1996, um projeto de observação de bebês durante a visita domiciliar. Essa experiência é realizada no âmbito da Faculdade de Medicina da Universidade Luterana do Brasil (Ulbra). É importante, para nós, oferecer ao aluno de Medicina uma

possibilidade de aprender na prática, observando bebês, mas não apenas como observador, porque também entra em contato com famílias em situação desfavorecida, famílias com muitas carências. Existem cuidados básicos que esses alunos podem atender: como estão as vacinas? Como está a saúde física dos bebês? Como estão as pessoas? Estão conectados com um centro de saúde? Se não estiverem, os alunos tratam de colocá-los imediatamente em contato com o centro de saúde mais próximo. E, além disso, têm que ganhar a confiança das pessoas, o que não é fácil, porque a maioria das pessoas que vivem em situação social desfavorecida, como disse antes, tem um apego inseguro, e a maioria tem um apego inseguro, evitante. Deve-se respeitar isso e tentar criar uma aliança terapêutica. Descobrimos que a empatia desses alunos muda, melhora. A empatia pode ser desenvolvida tal como o maternal. Sempre dizemos que nos primeiros anos é muito importante reforçar os aspectos positivos, o motor que tem o bebê, essa força que tem o bebê para desenvolver-se e desenvolver a parentalidade dos pais. Essas visitas domiciliares melhoram a humanização do médico, e, enquanto ajuda as famílias, o futuro médico está se transformando em um médico mais humano. Descobrimos que o bebê, por sua fragilidade, sua vulnerabilidade, seus potenciais e sua esperança de mudança, é o verdadeiro professor da Faculdade de Medicina. Já foram formadas as primeiras turmas de médicos, que estão inseridos em vários hospitais. Recebemos alguns comentários em tom de crítica, mas *"Passeio dos bebês" com a participação de toda a comunidade, na cidade de Canela, durante o ato de clausura da "Semana do bebê"* para nós são elogios. Dizem que nossos alunos são todos psiquiatras. Dou um exemplo: chega uma pessoa ao plantão, com um quadro de ansiedade importante. Os colegas lhe aconselham: "Não perca tempo, receite um ansiolítico". Mas nossos ex-alunos conversam com as pessoas. Tentam descobrir o que há por trás: uma desilusão amorosa, uma carência, uma falta de vínculo? Hoje vemos que nossos estudantes são buscados para trabalhar como médicos de família. Muitas cidades no Brasil desenvolvem projetos comunitários de médicos de família, e nossos estudantes estão contratados principalmente como médicos comunitários. E, bom, o bebê é o mestre de todas essas experiências.

RG: *Poderia nos contar sobre a experiência em Canela?*
SC: Concordamos com Nelson Mandela quando diz: "It takes a village to raise a child", é preciso um sistema comunitário para criar uma criança. A pergunta era como levá-lo a cabo. Procuramos uma cidade e decidimos realizar essa experiência em Canela. Trabalhamos com o governo municipal, a comunidade, as forças vivas, o Rotary Club, o Lions Club, as associações comunitárias dos bairros, etc., e nos propusemos a conversar sobre tudo o que está relacionado com os bebês. Acreditamos que a comunidade pode funcionar como um grande agente protetor para diminuir os fatores de risco e melhorar a resiliência. Estamos dedicados a capacitar a comunidade através de rádio, de jornal, de folhetos. Escolhemos um dia em particular, o dia da vacinação. No Brasil existem dois dias nacionais de vacinação. Todas as crianças, quase 99%, são vacinadas. Escolhemos esse dia como um símbolo, a criança vem buscar resistência, vai desenvolver anticorpos. Começamos vendo os bebês menores de 1 ano em Canela e pedimos para as mães, depois da vacinação, cinco minutos para fazer um questionário, para ver como estava a interação mãe-bebê, ou bebê-mãe, ou bebê-pai, ou bebê-avô e ver como estava o desenvolvimento do bebê. Caso suspeitássemos de algum problema na interação, fazíamos uma visita domiciliar. Lembro-me de um caso: um mês depois do dia da vacinação fomos ao domicílio de uma família na qual havíamos avaliado dificuldades na interação. A mãe me mostra o carnê de vacinação e um papel que havíamos escrito, no qual dizíamos: "Parabéns para a mãe que trouxe seu bebê para ser vacinado, será um bebê, uma criança, um adolescente e um adulto muito saudável". E acrescentávamos: "Se você não canta para seu filho, cante; se você não conta histórias de fadas, conte; se você não o massageia, faça-o". Fiquei muito surpreendido porque o bebê estava muito bem. Tinha sido visto por uma boa aluna de Medicina, que tinha um bom olhar, um bom entendimento clínico. A mãe me disse: "Doutor, eu não sabia que precisava cantar para o bebê, eu não sabia que o bebê ouvia, agora converso com ele, falo com ele, conto tudo, pensei que os bebês não entendiam nada". Era um pequeno problema de interação. A mãe estava um pouco deprimida. E, com 10 centavos do folheto, com

essa informação, mudamos uma família. Hoje estamos trabalhando para usar esse questionário muito simples, e o Fundo das Nações Unidas para a Infância (Unicef) vai tentar estendê-lo a outras regiões do Brasil, para que outros possam utilizá-lo, não apenas os estudantes de Medicina. Pode-se avaliar se existem tendências de problemas na interação aplicando esse questionário.

RG: *Essa experiência era com os estudantes de Medicina?*
SC: Sim, desde 1996, começamos por Canela. Ali surgiu a ideia de fazer a "Semana do Bebê". Ou seja, fazer que toda uma comunidade, todos juntos pudessem trabalhar por uma mesma ideia. Compartilhar com a comunidade os estudos que mostram a importância de investir nos bebês, de melhorar o atendimento pré-natal, melhorar a pediatria, melhorar as visitas domiciliares, melhorar os partos, diminuir os índices de cesárea, diminuir a mortalidade infantil e diminuir o problema da gravidez na adolescência. Trabalhamos em todas as escolas, com crianças de 11 até 18 anos, sobre o problema da sexualidade humana; trabalhamos também com os professores. Criamos a "Semana do Bebê" e divulgamos através da rádio. Para realizar esse evento, contamos com contribuições de diferentes setores: saúde, educação, cultura e cidadania. Da saúde porque fazemos vários seminários internacionais, inclusive para discutir os temas e os projetos da primeira infância, os primeiros anos de vida. Da educação porque visitamos os jardins maternais, capacitamos os cuidadores e vamos às escolas para tratar com os professores o tema da sexualidade humana. Em Canela, mais de 24% dos partos são de adolescentes. Capacitar a comunidade é fundamental. No setor de educação, além de trabalhar com os professores, fazemos um concurso de redação sobre os bebês. Há cinco prêmios para as melhores redações, do nível primário até a escola para adultos. Com relação ao setor da cultura, tem um festival de canções para a infância, e outorgamos prêmios de honra. Também são apresentadas obras de teatro protagonizadas por grupos locais que tratam o tema da infância, e organizamos um concurso de fotos de bebês, que são expostas nas lojas comerciais. Trabalhamos também com os políticos; o prefeito e a câmara de vereado-

res trabalham conosco. O Rotary Club, o Lions Club e outras associações estão conosco. Preparamos discussões e conversas nos bairros. Socializamos a informação sobre os bebês e terminamos com duas atividades muito importantes: o passeio dos bebês e a bênção ecumênica na igreja da cidade. Alguns nos diziam que era uma loucura, que os pobres não trariam os bebês. Os que nos disseram isso se enganaram, eles mesmos nos demonstraram que o pobre gosta muito de mostrar o seu bebê. Vieram todos, houve entre 2.000 e 3.000 pessoas. Esse passeio é realizado no domingo, é o passeio dos carrinhos, e todas as famílias e toda a comunidade caminham para pedir pela paz e manifestar-se contra a violência. Investir no bebê é mudar a sociedade, é diminuir a violência. Um bebê que recebe todo esse carinho desenvolve um apego seguro, não será um delinquente, e a agressividade vai diminuir, vai desenvolver uma agressividade construtiva, não uma agressividade destrutiva. Nesse passeio saímos todos, buscamos gente da comunidade, atores de televisão, de cinema e de teatro, participamos juntos mostrando que investir no bebê é muito importante. Como disse antes, o passeio termina na igreja, com uma bênção ecumênica: luterana, católica, evangélica e metodista, uma bênção para todos. Penso que socializamos a informação e conseguimos desenvolver essa política da cidadania na comunidade. Para ser um cidadão é preciso ser um bebê cidadão, um bebê com cultura, com respeito, inserido numa comunidade, e assim todos cuidaremos de nossa gente, por uma criança, um adolescente e um adulto mais saudável. Essa é nossa ideia na "Semana do Bebê".

RG: Quantas "Semanas do Bebê" foram organizadas?
SC: Organizamos quatro, uma por ano, e vamos para a quinta. Investir nos três primeiros anos é diminuir a psicopatologia e aproveitar o momento para melhorar a qualidade de vida futura das pessoas, para mudar a sociedade. Como diz nosso amigo, o psiquiatra e psicanalista francês Bernard Golse, investir nos bebês talvez seja "a última utopia" para ter uma cidadania e uma sociedade mais saudáveis, menos violentas.

Brasil 21

Salvador Celia e, afinal, o que cura em psicanálise?*

Celso Gutfreind

Se eu pensar em como tudo começou entre mim e Salvador Celia, chego a uma encruzilhada, a um turbilhão, a uma polissemia, a uma bagunça boa, próprios de tudo o que é verdadeiro como um sintoma, uma vida, uma arte (ecos de Eco e de Bion).

Se tentar, a partir disso, responder à pergunta *O que cura em psicanálise?*, toco no mesmo tecido dessa polissemia complexa. O tecido é macio, misterioso.

Se tentar juntar, como tentarei, então há de ser uma festa da vida apesar da morte.

Encontrei Salvador Celia no meio de um caso clínico.

Eu estava encalacrado com um menino psicótico. Ele tinha 10 anos (eu uns 20 e muitos), ele não tinha o nome do pai, de Lacan, sofria de uma relação simbiótica de Mahler (faltava-lhe individualização), sobrava id ou isto freudiano e faltava ego ou eu, do mesmo Freud, especialmente em sua zona consciente, da primeira e segunda tópica. As suas alucinações pareciam sair das páginas da Gradiva, de Jansen, do mesmo Freud. A mãe, ah, a mãe, era uma feiticeira winnicottiana, engolidora de palavras alheias, e não havia espaço potencial possível para palavras próprias ou apropriação do próprio desejo, voltando a Lacan, depois do espelho.

---
* Apresentado na Jornada do Ceapia, em homenagem a Salvador Celia, Porto Alegre, 2010.

Naquela época, eu lia mais do que lia hoje, porque tinha mais tempo e acreditava mais na teoria, não que hoje duvide, eu misturo. Também eu não era convidado para encontros como este e ficava lendo mais ainda.

Eu expunha todas essas leituras para um Salvador atento e acolhedor, eu contava para ele o quanto eu contava tudo isto para a mãe e o paciente (de forma velada, é claro, eu não era de Bagé), e eu me impressionava como aquele caso, tão bem nomeado e conceituado, não era capaz de ir para frente.

Acho que foi na segunda internação do paciente lá na Comunidade Terapêutica Winnicott onde eu trabalhava coordenando um grupo de Acompanhantes Terapêuticos, ou próximo da minha própria e primeira internação, no Retiro dos Padres, em Bombinhas, onde eu ia me curar, no fundo do mar, de casos terrenos como este, que conheci o supervisor Salvador Celia.

Acho que, depois de me ouvir com olhos penetrantes e ouvidos aguçados, a primeira frase dele foi:

– Esta mãe deve te dar uma raiva desgraçada.

A minha primeira frase eu lembro toda:

– Sim, ela me dá uma raiva desgraçada.

Então, assim como em outro caso, o de um menino muito sozinho e que não terei tempo de relatar aqui, mas em que Salvador me sugeriu que eu sugerisse a compra de um cachorro (vira-lata, de preferência), nesse momento, entre internações pessoais e alheias, sugeriu-me que contasse para ele, Salvador, a minha raiva (a dele seria maior, garantiu antes) e fosse, depois, elogiar aquela mãe.

As suas frases seguintes foram:

– Esta mãe, olha a história dela. Eu não a conheço, mas eu a conheço, eu já vi muitas mães como essa. Ela nunca deve ter recebido um elogio na vida. Enquanto não for elogiada, alimentada, acarinhada, contida (os verbos se sucediam na voz aveludada), não vai largar do seu filho. Depois disso tudo, também não vai largar muito, mas vai largar um pouquinho, e esse pouquinho pode ser decisivo.

Então, primeiro, eu contava a minha raiva para o Salvador e, depois, elogiava a mãe. Parecia simples e funcionava.

Ele também recomendou que eu sugerisse a troca de escola e, na nova, fizesse um corpo a corpo (expressão dele), sobretudo deixando que novos professores e cuidadores ficassem livres de preconceitos e contassem as suas raivas para mim.

Contei muito, elogiei muito.

E, em termos diagnósticos, como previra o supervisor, não houve cura.

Em termos de vida, houve: "É fundamental para nós reconhecer abertamente que a ausência de doenças psiconeuróticas talvez signifique a saúde, mas não a vida" (Winnicott, 1971).

Esse menino, entre surtos menores e mais espaçados, terminou o ensino médio, arranjou um trabalho e uma namorada um tanto desarvorada, mas que namorava (boa de cama porque tinha pelinhos compridos no braço, ele me garantiu). Lembro de Salvador brincando com isso, na supervisão, e, discretamente ou nem tanto, olhávamos a quantidade de pelos em nossos braços.

Eu também fui reinternado menos vezes no Retiro dos Padres, aonde, agora, ia mais para curtir do que me tratar, sempre na expectativa de que a companhia pudesse ter um braço bem peludo.

Ainda na semana passada, olhei a fita VHS arranhada da formatura desse menino já adolescente, no colégio. Na cerimônia, como, à época, tornara-se comum em formaturas, cada aluno tinha o direito de falar, e, em sua fala, ele agradeceu a mim.

Esta é, em minha opinião, uma das maiores injustiças que eu já vi na escola, na clínica ou na vida. Não porque não houvesse um salvador em sua história.

Então poderia dizer que Salvador com "s" maiúsculo e eu nos encontramos pelos casos.

Mas tem a polissemia complexa, e, à mesma época, Salvador coordenou um Seminário sobre Psicopatologia e Comunidade, na Fundação Universitária Mário Martins, onde eu fazia a minha especialização em psiquiatria, e ele recomendou para nós, estudantes, um livro que, aparentemente, nada tinha a ver com nenhum desses assuntos:

– Recomendo, porque o livro é bom.

O livro era *Espaços lúdicos e criatividade*, de Eduardo Pavlovsky (1980), e foi um dos 10 que bagunçou a minha vida. Ele contava a história da infância de um psicanalista e dramaturgo que só pôde se tornar dramaturgo e psicanalista porque brincou muito quando era pequeno e foi bastante triste durante essa infância e, mais ainda, quando ela terminou.

"Este cara sou eu", deixou-me escapar Salvador, certa feita, quando visitávamos o Centro Vida, que fundou em Porto Alegre, e entendi porque aquele cara também era eu, porque era todos aqueles que conseguiam transformar o sofrimento em criatividade por meio do jogo.

Eu também, antes de me interessar por braços, passei muitas tardes jogado sobre as próprias pernas, jogando futebol de botão com meus amigos, eu inventava times e histórias, eu também construí dentro de mim um espaço lúdico, também fui muito triste durante a infância e muito feliz e muito triste quando tudo isso terminou e precisei estudar anatomia e fisiologia e só não sucumbi porque, no lugar de brincar com futebol de botão, comecei (ou retomei) a brincar com as palavras naquele espaço lúdico cavado na infância. Eu não sabia que o futebol de botão com amigos tinha sido a minha primeira supervisão.

A essa altura, embora nunca tenha deixado de chamá-lo professor, Salvador e eu éramos amigos e trabalhávamos juntos em várias frentes. Com os franceses lá e com a comunidade aqui.

Com a comunidade aqui, víamos, juntos, casos em que o elogio a mães já parecia impenetrável. Como também parecia impenetrável a sensibilidade dos estudantes de classe muito alta a quem tentávamos converter em agentes de saúde capazes de ouvir aquelas mães chafurdadas na miséria e seus bebês carregados de esperança. Mas alguns ainda podiam contar suas raivas – riqueza não era sinônimo de empatia – e elogiar como aquele que começou reclamando o estrago do rebaixamento do seu carro nas buraqueiras da vila e acabou armando, no final do curso, um barraco muito mais digno ao reclamar que, na festa de encerramento, não havia sobrado bolo suficiente para o seu bebê (Gutfreind, 2005).

Ali eu senti a força de um grupo. O quanto um vizinho ou uma avó ou uma madrinha – ou um cachorro (vira-lata, de preferência) – podem ser decisivos, o quanto um olhar pode ser fundamental e reforçar um apego, começo e destino de tudo. Ali eu vi a cara de uma resiliência, quando um momento mágico, único e sagrado de estar junto, poderia decidir uma vida, aplacar uma insônia, uma anorexia ou até mesmo o déficit aparentemente concreto de um crescimento. Ali senti na pele o que era interagir, que era tudo.

Então eu já convivia com psicanalistas franceses que liam sistematicamente e, sistematicamente, encantavam-se com as ideias e o jeito simples e profundo de Salvador, que também lia e, sobretudo, fazia. Fazia o que estou tentando nomear aqui.

Com ele, então, eu ia fazendo. Eu sempre fui meio ruim de fazer (eu era melhor de contar), e ele me ajudou nisso. Há de ser isso um encontro verdadeiro, o outro aceitando, mas recobrindo-nos nas falhas. Não sei como eu retribuí (talvez contando), mas o brilho de seu olhar nunca me deixou culpado, e ainda hoje não deixa.

Já locado em Paris, recebia Salvador em minha casa, onde nos encontrávamos para viajar. Cada passeio era uma aventura. Cada viagem, outra. Ele gostava de caminhar no Jardim de Plantas, no quinto distrito, e lembro sempre do seu entusiasmo ao contar seus planos. Ali os verbos não eram suficientes, nem os gestos, e, não raro, começava a dançar entre um plátano e um canguru. Salvador Celia sabia imitar um canguru, e, mesmo que isso pareça às vezes ridículo, depois de ter conhecido Salvador, acho hoje impensável a ideia de um psi de crianças que não saiba imitar um animal. Ele, aliás, sempre apreciou a minha imitação de uma galinha.

Quanto às viagens que fizemos juntos, contei uma delas, aqui mesmo, a Mônaco, dentro de um helicóptero que fazia o trajeto desde Nice. Era uma noite de tempestade. Era verdade. O vento cuspia rajadas de um ar pesado que nos deixavam à deriva. Ulysses Guimarães, há pouco, desaparecera de um helicóptero em noite de tempestade menor do que aquela. Seu corpo nunca mais foi achado. O medalhão Thronick era o terceiro passageiro da pequena aeronave, barata tonta sobre o Mediterrâneo.

Acho que foi na missa de sétimo dia de Salvador. Eu repassava em minha cabeça a parte da vida em que vivi com ele, talvez a melhor parte. A voz do pastor era monótona, e eu tentava criar por dentro uma voz maior de que aquela. Eu tentava descansar no espaço lúdico do Pavlovsky e do Salvador para não me deprimir. Então lembrei que quase tudo era verdade na história do helicóptero. Mas havia duas mentiras. Duas mentiras escancaradas cada vez que contávamos, juntos, aquela história, uma de suas prediletas. Ele era um fazedor, mas também amava as histórias como eu, que pouco fazia.

O pastor me olhava, mas eu de propósito não retribuía, eu estava brabo com a religião, eu sempre fico brabo com a religião quando alguém morre e fico intratável porque eu queria acreditar na religião, mas eu só acredito na poesia, no encontro e na psicanálise, e eu só pensava que na verdade o helicóptero não voou baixinho, assim de a água bater contra o vidro da janela.

Tampouco Thronick seguiu com a cara enfiada em seu *paper* como Salvador queria que eu contasse (até hoje não sei qual de nós inventou esse disparate), Thronick também tremeu e pediu arrego com o olhar.

Mas ali também me dei conta de que, sem aquelas duas mentiras que Salvador sempre empreendia em nosso relato, o resto inteiro da verdade não repercutiria como costumava repercutir sempre que contávamos, juntos, aquela história.

Ali eu entendi por que Salvador Celia sempre me fazia lembrar Nelson Rodrigues, e não era pelo sórdido, e sim pela capacidade narrativa.

Salvador inventava águas e personagens autistas no meio de uma tempestade.

Nelson Rodrigues inventava um canário solitário entre as chamas de um incêndio. Sem o canário – garantia Rodrigues – a história não vingaria.

Sem a água ou o canadense impávido – garantia Salvador –, a história não vingaria.

Alguém mais atento perceberia que nunca contamos aquela história na frente do Thronick, seríamos desmascarados, junto com um país inteiro que já não goza da melhor reputação neste mundo afora onde sobra reputação a Salvador. Felizmente, não somos tão atentos, ele costumava dizer com a paródia ao lema escoteiro quando dizia "sempre alerta, mas não tanto", talvez como Joyce McDougall (1983), em defesa de certa anormalidade ou até mesmo de uma hiperatividade com atenção em déficit.

E, com Salvador, nos casos ou fora deles, a história sempre vingava.

E a história precisava vingar. Era preciso alguém que a contasse com brilho nos olhos, ilusão na língua, vontade de fala e de escuta, gestos precisos, verdadeiros. Como as mães devem contar no começo para os filhos e como ele tanto as estimulou. Nós também contávamos assim e nunca deixamos de encontrar ouvintes. Salvador nunca deixou de querer encontrar, contar, ouvir.

A essa altura, eu encontrara o meu espaço para ler, sistematicamente, a psicanálise. Já não era uma psicanálise pura, do *pedigree* do *a posteriori* (*après-coup*), mas uma vira-lata, como os cachorros recomendados por ele, porque vivia de ver o aqui e agora dos bebês e das crianças e seus pais e sua comunidade. Era a psicanálise do Winnicott e do Lebovici, este Lebovici que tinha Salvador na mais alta conta. Do Daniel Stern e do Golse, que levou as ideias de Salvador para a Universidade Paris 5.

Era a psicanálise que nunca deixou de valorizar o inconsciente tornado consciente (primeira tópica e primórdios) a partir de uma boa interpretação do pulsional. Nem de estar atenta aos movimentos transferenciais. Nem de aprofundar a leitura dessa primeira tópica e decidir se havia ou não pulsão de morte a cada repetição, como na segunda.

Mas, por estar com os bebês, era a psicanálise do aqui e agora a que flagrava o aspecto decisivo de cada encontro, a sintonia, a simetria, a autonomia, a coconstrução (do Lebovici), assim como o exato momento da passagem de uma relação afetiva familiar para uma relação maior, com uma comunidade, ou da filiação para a afiliação, conforme o mesmo Lebovici.

Essa psicanálise, profundamente verdadeira como um cão sem dono, priorizava que a clínica da criança está em nós mesmos, na criança de nós mesmos (Golse), e a contratransferência tinha, nela, o seu pilar. Era a psicanálise de um Racker. De uma Paula Heimann, de uma raridade atroz neste mundo clínico em que nos defendemos tanto e não queremos expor a própria dor, a própria falha, a própria falta. Salvador as expunha no aqui e agora. Era a psicanálise do reforço, do elogio, a que pode estar anônima e disfarçada no fundo de uma intervenção cognitivo-comportamental, a psicanálise que compreendia que um pai e uma mãe nascem de um narcisismo e de uma majestade, o bebê.

Ali estava o palco potencial de uma mudança maior.

Era a psicanálise que Salvador compreendeu e realizou.

Ele não deixava de interpretar, mas, no fundo, sabia que, quando pequenos (e vida afora), somos mais afeitos a histórias do que a conceitos, a prosódia do que a significados, a ilusões do que a verdades, pelo menos no começo, a fim de suportar a verdade das durações e das narrativas até o final. As verdades precisam vir, mas também esperar.

Então é preciso contar como Cyrulnik defende hoje que se conte e Salvador contava.

É preciso iludir como Winnicott iludia e Salvador iludia.

É preciso cantar como Lebovici cantava e Salvador cantava com afinação no Jardim das Plantas, quinto distrito de Paris.

É preciso "estar com", em harmonização afetiva, como Stern descrevia, e Salvador, amigo dele, estava e compreendeu que essas coisas são aprendidas com os artistas bem mais do que com os teóricos. E, assim como Stern aproximou-se da Broadway e de Bob Wilson, Salvador aproximou-se dos dramaturgos e das atrizes. Seu encontro com Carmem Silva daria outra Jornada. Ele a tornou professora da Faculdade de Medicina aos 85 anos. Os artistas, as artistas. Eles e elas eram quem mais tinham a nos ensinar, e isso não era nenhuma novidade para um Freud que, nas horas mais decisivas, bebeu de Shakespeare, Sófocles, Goethe, Dostoiévski, Zweig, Da Vinci, Schnitzler (seu duplo) e toda a turma de artistas maiores ou simplesmente verdadeiros de quem Salvador sempre bebeu.

É preciso uma psicanálise que não abra mão de um *setting* e de uma criatividade nesse *setting*, que possa abrir mão e inventar braços quando se trata de encontrar crianças. Se eu fosse oprimido a resumir Salvador numa palavra, eu diria: original. Ainda bem que não sou e posso acrescentar criativo, afetivo, empático, vivo, amigo, pai. Pai é a que mais gosto.

Ele entendeu que é preciso uma psicanálise sem abrir mão da interpretação, mas entendendo que ela é feita de palavras, que são feitas de sons e afetos e que estes são decisivos na cura (Wallerstein).

Quando topei a empreitada de escrever um livro sobre o pequeno Hans, Salvador Celia me ajudou um bocado. Eu tinha um prazo a seguir, e me faltavam leituras. Pela primeira vez na vida, recebi um adiantamento de uma editora e achei que não ia dar conta. Mas eu já não precisava ser internado no Retiro dos Padres, Salvador havia me ensinado a importância de um apego seguro e as possibilidades de uma resiliência.

Vai dar, sim, ele me disse, como dizia para quem topava atender, porque acreditava em quem topava atender, e raramente o vi negando um atendimento.

Então meti a cara no trabalho e o que descobri é como contei no começo deste texto sobre o meu encontro com Salvador: é polissêmico tal qual os sintomas, a vida, a arte.

E, nessa polissemia, é possível dizer que a cura de Hans, a primeira criança atendida pela psicanálise, veio do encontro da teoria com a prática, e muito ajudaram Os Três Ensaios sobre a sexualidade e a conscientização do desejo de matar um pai e de dormir com a mãe.

Mas Freud fez bem mais do que isso.

Ele não se mixara para uma contratransferência que acende e arde no encontro com um pai recuado e uma mãe avançada e um pai e uma mãe falhos para um desenvolvimento maior.

Freud os ouviu, com empatia.

Freud os acompanhou, com empatia.

Freud também transformou sua teoria em histórias, e o efeito apareceu em um pai que se tornou mais lúdico feito um Winnicott, um Pavlovsky, um Salvador.

Freud trabalhou com afetos e com a sua pessoa.

E não houve interpretação que não aguardasse muita hora de estar com (Stern) e não viesse melodiosa, prosódica, musical.

Salvador também foi um Bion em minha vida e me ensinou a não saber. A aguentar isto e desconfiar da lógica.

A sua clínica eficaz e humana sempre esteve em sintonia com o que tenho lido de mais contemporâneo na psicanálise, mais preocupada em implicar-se do que explicar (Ciccone, 2007) ou identificar o "verdadeiro da experiência emocional" como forma de produzir mudança (Ogden, 2010). Aliás, o que o próprio Ogden sugere a um analista – ser humano, ter a capacidade de encarar a música – já vinha sendo praticado há muito pelo Salvador.

E também desconfio de que ele curava assim: lendo sistematicamente, mas fazendo e aceitando o outro como o outro era. E, sobretudo, não abrindo mão de ser humano. Com empatia, a mesma que a recente psicanálise do ego preconizou em detrimento de uma análise em sentido mais freudiano do nem por isso menos empático Freud (Kohut, 1989; Green, 1989). O livro de Kohut, aliás, em sintonia com o nosso texto, chama-se exatamente *Como cura a psicanálise?*.

Ele foi humano comigo. E me aceitou como eu era: um menino com dificuldade de fazer, com tristeza na alma e muita alegria e vontade de brincar e restaurar-se.

Às vezes, principalmente depois dessas vezes raras de um encontro, a morte não encerra o assunto. Na de Salvador, lembro de um fato que evoco por ser significativo à ideia de nosso clima. Não é para dramatizar, o drama é antisSalvador Celia. Pouco antes de morrer, já em coma, seus familiares, encabeçados pela querida Isabel, e seus amigos faziam uma vigília na unidade de terapia intensiva.

Uma de suas pacientes – e muitos deles compareceram ao sepultamento – pedira para entrar na sala. Foi-lhe permitido, e Salvador faleceu pouco depois.

Essa paciente, por acasos (ou determinismos) do destino, diria a mim, algumas semanas depois:

– Eu me aproximei de seu leito e disse: "Obrigada por me ensinar a viver".

Concluir nossas ideias enveredando para um caminho educativo (ensinar a viver) poderia ser um desastre. Mas nem a doença ou a morte são desastre. O único que eu conheço é não ter vivido. E talvez a cura, em psicanálise, venha mesmo de um ensinar a viver, como também defendia o crítico e escritor Paulo Hecker Filho, outro que morreu depois de ter vivido: – Já tens vida poética? Já vais ao cinema toda semana? – Já aprendeste a pechinchar? Já aprendeste a viver? – perguntava-me sempre este que foi meu outro mestre, guru ou segundo pai e me aconselhava a não perder tempo com a psicanálise. Mas ela me proporciona justo isso, eu tentava garantir a ele, que ouvia com empatia, embora cético em torno de suas fontes próprias.

Salvador também soube buscar fontes inusitadas. Charles Chaplin, por exemplo. Um menino que, aos 7 anos, é separado da mãe doente e do irmão amado e é posto no orfanato. Como se manteve íntegro, humano? Como não engrossou a estatística dos delinquentes e entrou na cifra minguada dos grandes artistas? A mãe, depois da doença, e antes de sua internação para tratamento médico, ensinou aos filhos a arte do teatro. Assim, caseiramente, como Salvador recomendava em suas consultas. Charles Chaplin, legítimo paciente de Salvador ou Diatkine, aprendeu a viver "como se" como Winnicott. Ganhou a resiliência, de Cyrulnik. Mas foi Salvador que se deu conta de que, se a psicanálise não olhar gente como Chaplin e atividades como o teatro, se tornará burocrática, adiposa, inútil.

Quando estava se tratando, Salvador pediu para eu acompanhar três pacientes: – Não podem esperar, disse-me ele. Não podiam, e, no mais, era um diferente do outro. Mas havia em comum um aspecto: todos eram entusiasmados. Essa constatação empírica e pouco científica me faz pensar que o entusiasmo do terapeuta é fonte imprescindível de melhora. Ele também ensina a viver.

A esse propósito, a partir de Freud, Arnold M. Cooper (1989) revisita a análise contemporânea para realçar a importância das relações mães-bebê, na metapsicologia da pulsão, e conclui (p. 135): "O analista necessita de alguma superioridade para servir ao paciente como modelo em certas situações analíticas, e como professor em outras".

Sim, a psicanálise, quando feita com empatia e implicação, sabe ensinar a viver. Salvador sabia, e eu, querido Paulo Hecker Filho, estou sempre tentando fazer alguns progressos.

REFERÊNCIAS

CICCONE, A. Naissance à la pensée et partage d'affects. In: COLÓQUIO VINCULOS TEMPRANOS, CLINICA Y DESARROLLO INFANTIL, 2007, Montevidéu. Anais... Montevidéu: Universidad de la República, 2007.

COOPER, A. M. Comentarios al "Al análisis terminable e interminable de Freud. In: SANDLER, J. (Org.). Estudio sobre el análisis terminable e interminable. Buenos Aires: Associación Psicoanalítica Internacional, 1989.

GREEN, A. La pulsión em los escritos terminales de Freud. SANDLER, J. (Org.). Estudio sobre el análisis terminable e interminable. Buenos Aires: Associación Psicoanalítica Internacional, 1989.

GUTFREIND, C. Vida e arte: a expressão humana na saúde mental. Rio de Janeiro: Casa do Psicólogo, 2005.

KOHUT, H. Como cura a psicanálise? Porto Alegre: Artes Médicas, 1989.

McDOUGALL, J. Em defesa de uma certa normalidade. Porto Alegre: Artes Médicas, 1983.

OGDEN, T. H. Esta arte da psicanálise: sonhando sonhos não sonhados e gritos interrompidos. Porto Alegre: Artmed, 2010.

PAVLOVSKY, E. Espacios y creatividad. Buenos Aires: Busqueda de AYLLY S.R.L., 1990.

WALLERSTEIN, R. S. One psychoanalysis or many? International Journal of Psychoanalysis,, v. 69, n. 1, p. 5-21, 1988.

WINNICOTT, D. W. Jeu et réalité: l'espace potentiel. Paris: Gallimard, 1975.

22

O Salvador dos bebês

Tailor Diniz

O incansável psiquiatra Salvador Celia, reconhecido internacionalmente, é um soldado na luta pela felicidade dos recém-nascidos.

O rosto do psiquiatra Salvador Celia, 60 anos, ilumina-se quando fala dos seus bebês. Não são filhos temporões de seu casamento de 35 anos com Isabel Leite Celia, mas bebês que ele começou a decifrar em 1969, num tempo em que o cérebro das crianças até 3 anos era um mistério para os médicos brasileiros. Ou uma página em branco, porque ainda engatinhavam os estudos que acabariam provando que o desenvolvimento cerebral atinge o seu máximo entre 3 e 6 anos de vida, que os bebês nascem prontos para se comunicar e possuem competências que precisam ser estimuladas por pais, avós e educadores.

Os últimos bebês do doutor Celia podem ser encontrados em Porto Alegre, no Lar São José, na Vila Passo das Pedras II e na Vila Ipê 1, em Canoas, na Vila União, ou em Canela, cidade que ele escolheu para sua residência de veraneio e da qual ganhou o título

---

Tailor Diniz é jornalista e escritor.

* Trabalho publicado no livro DINIZ, T. Amor pela comunidade. In: ELMI, A. (Ed.) *Éticas: histórias de líderes e vencedores*. Porto Alegre: Federasul, 2000.

de Cidadão pelo trabalho dedicado à comunidade. Os primeiros são jovens filhos de mães da periferia que talvez nem saibam, mas ganharam assistência especial ainda no ventre e nos primeiros anos de vida graças ao trabalho do doutor Celia na Secretaria da Saúde do Estado, no governo de Amaral de Souza.

Quando entrou para a Faculdade de Medicina na Universidade Federal do Rio Grande do Sul (UFRGS), o porto-alegrense Salvador Celia não tinha clareza da especialidade a que gostaria de se dedicar. Chegou a pensar em medicina esportiva. Pediatria, talvez. Optou pela psiquiatria e decidiu se dedicar à psiquiatria infantil, mas não havia essa especialização no Brasil. Em 1969, foi para a Califórnia (EUA) fazer pós-doutoramento na UCLA, a University California of Los Angeles. Ao voltar da Califórnia, começou a trabalhar com crianças e adolescentes em situações críticas. Foi um dos pioneiros no Rio Grande do Sul no atendimento a autistas.

Em 1972, fundou o Instituto Leo Kanner, originário da Comunidade Terapêutica Leo Kanner, dedicado ao atendimento de crianças, algumas com severos problemas. O nome é uma homenagem ao precursor da psiquiatria infantil, que, em 1943, escreveu o livro *O autismo infantil*. Hoje, o Instituto se dedica à formação em saúde mental para pediatras, psiquiatras, psicólogos, enfermeiros e assistentes sociais e tem um ambulatório de atendimento para pais e bebês. Dessa experiência, nasceu a convicção de que prevenção era a palavra-chave em psiquiatria infantil. Nessa época, começaram a surgir na Europa e nos Estados Unidos os primeiros estudos sobre saúde mental dos bebês e a cair o mito de que eles eram uma "tábula rasa". E, sendo assim, também sofriam de depressão.

Salvador Celia vai começar a contar sua experiência em um projeto materno-infantil na área de saúde mental na rede pública estadual quando entra no consultório a psicóloga Norma Beck, parceira no Instituto Leo Kanner e no atendimento a gestantes e bebês no Lar São José. É a sorridente Norma quem conta como tudo começou.

> – Eu e uma pediatra fomos ao Lar São José, dispostas a fazer um trabalho com os bebês, e nos sugeriram que trabalhássemos com gestantes.

Eram todas pessoas de um nível socioeconômico e cultural muito baixo, algumas prostitutas, outras filhas de mães solteiras, criadas sem a presença do pai. Um quadro terrível. Voltamos, e eu disse ao doutor Celia que não tinha condições. Ele me desafiou, e acabamos descobrindo que ali estava um filão de ouro.

Norma foi, levando na maleta a bagagem do Instituto Leo Kanner e a disposição para fazer um trabalho preventivo com aquelas mulheres e suas futuras crianças. Passados sete anos, a equipe de Celia realiza um trabalho reconhecido pela organização não governamental Children Action, da Suíça, que viabilizou o estágio dos alunos do Instituto no berçário do São José. A Children Action deu dinheiro para refazer a padaria, que ajuda a sustentar o Lar, e refazer o berçário. No Lar São José, uma instituição criada há mais de 40 anos para abrigar mães solteiras e crianças rejeitadas, nove pessoas pagas pela Children Action cuidam de 15 bebês de 0 a 3 anos – uma média que talvez nem as creches particulares têm, seja no Brasil ou nos Estados Unidos.

Antes de conquistar o reconhecimento da Children Action, o trabalho de Celia com bebês já era respeitado na comunidade científica internacional. Como secretário da Associação Internacional de Psiquiatria da Infância e da Adolescência e Profissões Afins, teve contatos com os maiores especialistas do planeta em psiquiatria infantil, como o francês Serge Lebovici, para quem escreveu o prefácio do livro *O bebê, a mãe e o psicanalista*.

No início dos anos de 1980, Celia teve de lutar contra o preconceito existente em relação à psiquiatria infantil. Quando entrou para o serviço público, ocupando um cargo em comissão, montou um grupo de trabalho que deveria discutir o atendimento a gestantes e bebês que passavam pelos postos de saúde. Apelidado de "Grupo do Perfume" pelos colegas da própria Secretaria, que não acreditavam no sucesso da missão, a equipe de Celia, integrada também por psicólogos e psiquiatras, comprovou que os filhos de mães assistidas durante a gestação ou nos primeiros anos de vida do bebê desenvolveram melhor a linguagem e a sociabilidade.

A ideia era atender gestantes e bebês em situações de risco, mas descobrimos que quase todos os casos atendidos nos postos eram de risco. Ao fim de três anos, concluímos que tínhamos facilitado o vínculo entre mãe e bebê e desenvolvido o apego.

Os resultados dessa experiência correram o mundo. Foram apresentados na China, no Japão, no México, na França, em Cuba. O trabalho prosseguiu no governo de Jair Soares.

Quando Pedro Simon assumiu, em 1987, Celia foi convidado para gerir o projeto especial que pretendia modificar a ideia de Fundação de Bem-estar do Menor (Febem). O médico vislumbrou nessa ideia a chance de pôr em prática o que aprendera nos anos de convivência com as carências da população e nas viagens ao exterior. Descobriu que o Estado tinha uma área de 16 hectares, onde antigamente funcionara a Cerâmica Cordeiro, e que estava abandonada. Cogitava-se construir ali uma prisão, mas em seu lugar nasceu o Vida Centro Humanístico, um centro de convivência com atividades que atendiam do bebê ao idoso, em quatro áreas principais: cidadania, esporte, recreação e promoção da saúde e prevenção de doenças. Com a participação de 60 entidades, em dois anos 60% da área foi reconstruída.

Para o doutor Celia, o segredo do sucesso do Vida era a participação da comunidade na gestão. Ele era o diretor, mas as decisões eram tomadas no conselho comunitário. Concebido para atender as vítimas da exclusão social, o projeto começou a atrair a classe média. Em seus melhores dias, o Vida chegou a receber 3 mil pessoas diariamente em suas instalações. No comando do Centro Vida, Celia e sua equipe receberam um apelo da comunidade do Passo das Pedras II. Os líderes comunitários relatavam a existência de problemas de anemia, piolhos e desnutrição.

Criamos um grupo de trabalho, com o apoio da doutora Carmen Nudelmann, e surgiu uma tese hoje aceita internacionalmente. Estudamos 300 famílias de bebês até 3 anos e constatamos que 23% enfrentavam problemas de desnutrição. Todas as mães dos bebês desnutridos apresentavam depressão, de moderada a grave. Todas eram migrantes e tinham histórias de abandono e maus-tratos. Todas tinham tentado o aborto. A maioria não tinha o apoio do companheiro. A média de aleitamento materno era de 59 dias.

No contato com mães e gestantes, o psiquiatra e sua equipe comprovaram que a desnutrição não é apenas um caso de falta de comida, mas de afeto. Mães que tinham sido vítimas de violência às vezes se recusavam a alimentar os filhos.

Quando se sentiram apoiadas e maternalizadas, tudo mudou. Nós passamos a ser avós maternos daqueles bebês. Hoje, 70% daquelas mães conseguiram se colocar no mercado de trabalho. As conclusões desse estudo foram apresentadas como tese em um congresso em Chicago (EUA), em 1992, e publicadas em revistas especializadas.

Salvador Celia percebeu que seu ciclo estava se esgotando no Vida logo nos primeiros meses de 1995, quando começaram as críticas à sua equipe, aos gastos, à pedagogia e aos equipamentos. Em maio de 1996, viria a receber a sua carta de demissão. Ainda hoje, há um tom de amargura na voz do homem que fala dos anos em que esteve à frente do projeto, especialmente da felicidade que viveu ao ser convidado para desfilar no Carnaval de 1991 como parte de um enredo da escola Portela, sobre o Centro Vida.

Salvador Celia recobra o sorriso e conta que ainda não havia assimilado a ruptura com o Vida quando recebeu um convite que injetaria uma grande dose de entusiasmo nas suas veias: o professor Odon Cavalcanti o queria ensinando jovens no curso de Medicina da Universidade Luterana do Brasil (Ulbra). Acertou em cheio, pois se tratava de unir o que ele mais gostava com o que mais conhecia: prevenção, formação humanística, trabalho com populações de risco e, sobretudo, saúde mental de bebês.

Na montagem do currículo, instituiu-se a disciplina de Ciclos da vida na prática médica, e que começa com O bebê e seu mundo. Antes de um cadáver para dissecar nas aulas de anatomia, os alunos da Ulbra ganham um bebê – ou uma gestante para acompanhar. Atuam como agentes de saúde e acompanham aquela família por nove semestres.

Com esse trabalho, estamos conseguindo humanizar os futuros médicos. O contato com as famílias nos permitiu tratar centenas de casos de depressão pós-parto e evitar a perda dos vínculos afetivos entre mães e filhos – conta o psiquiatra.

A primeira turma de Medicina da Ulbra forma-se no final de 2001, mas a inovação no currículo chamou a atenção de especialistas franceses e americanos. Os primeiros resultados do trabalho foram apresentados por Celia no último Congresso Mundial de Saúde Mental dos Bebês, realizado em julho no Canadá. O professor francês Bernard Golse vai implantar no próximo ano uma experiência semelhante na Universidade Paris 6, a René Descartes.

Os alunos da universidade também estão envolvidos em outro projeto do mestre, em Canela. Trata-se do acompanhamento de bebês para a montagem de uma escala de interação mãe-bebê, trabalho que será apresentado ao Fundo das Nações Unidas para a Infância (Unicef). No dia da campanha nacional de vacinação, os futuros médicos abordam as mães de todos os bebês de até 1 ano de idade. Pedem 10 minutos e avaliam como está a interação. Trinta dias depois, voltam às casas do grupo-controle. Dos 600 abordados, foram identificadas possibilidades de problemas em 60. As situações de risco são comunicadas aos agentes de saúde, e, se necessário, os bebês são encaminhados a pediatras e psicólogos.

Outra atividade aplaudida em Montreal foi a "Semana do Bebê 2000", também em Canela, considerado o melhor projeto de mobilização comunitária apresentado no Congresso. Mobilizou agentes de saúde, estudantes de Medicina, associações comunitárias e outras entidades da cidade, que organizaram palestras em igrejas, escolas e associações sobre apego, vínculo, depressão e prevenção de doenças. A Semana teve até "parada dos bebês", repetindo Paris, em 1904. Foram mil pessoas nas ruas de Canela, das quais 300 eram bebês. A programação incluiu, ainda, palestras sobre prevenção à gravidez para 2 mil jovens.

O vínculo com a comunidade de Canela é antigo. Começou em 1983, quando o médico organizou o Congresso Brasileiro de Psiquiatria Infantil e, em paralelo, um congresso comunitário que reuniu 600 pessoas da Região das Hortênsias e da Capital. Com o sucesso do Congresso, Celia foi convidado pela Câmara de Vereadores a participar da vida de Canela como voluntário. Formaram-se três comitês: um para tratar das questões dos adolescentes, outro para a saúde, e o terceiro para o chamado "fracasso escolar".

O passo seguinte foi a criação de um conselho comunitário pela prefeitura. Nesse conselho, Celia lançou a semente do que hoje é o bem-sucedido Festival de Teatro de Canela. A comunidade abraçou a proposta, o então Secretário da Cultura, Carlos Appel, a encampou, por se enquadrar na política cultural de valorização das comunidades, e Celia, com a ajuda do ator Gianfrancesco Guarnieri, tratou de trazer os artistas que dariam brilho ao festival. Junto com o festival profissional nasceu o festival comunitário, já com 16 grupos da cidade. Incorporado ao calendário oficial, o evento devolveu a autoestima a Canela, uma cidade com complexo de inferioridade porque tudo acontecia em Gramado. Abriga hoje mais de 40 grupos de teatro amador, a evasão escolar e a repetência caíram, e o terceiro comitê mudou de nome: agora, chama-se Comitê Pró-sucesso Escolar.

23

Um compromisso eticopolítico, multiplicidade de invenções e diversidade de planos de intervenção

Sandra Fagundes

Salvador Celia é indissociável do compromisso eticopolítico com a vida, no qual cuidar do filhote humano é um imperativo civilizatório. Essa indissociabilidade evidenciou-se durante as três décadas que tive oportunidade de acompanhar sua trajetória, compartilhando trabalhos na mesma equipe, apoiando projetos comunitários, testemunhando suas realizações e trocando ideias no café do Quinta Avenida – edifício do seu consultório.

A convicção de que o filhote humano se hominiza na inter-relação com o adulto que o gera, cuida e acolhe direcionou a práxis de Salvador Celia. Assim, trabalhou e disseminou conceitos como o da relação de apego produtora de segurança, de proteção e de modos de ser. Relação que exige capacidade empática do cuidador.

O que diferencia Salvador Celia é sua capacidade de entrelaçar o conhecimento profissional com o agir na sociedade gerando dispositivos de cuidados, de educação, de cultura e de participação social construtores de políticas públicas. Desse modo, caracteriza-se como um sujeito militante sociopolítico, que age *devolvendo* à

Sandra Fagundes é psicóloga e psicanalista, Mestre em Educação, Secretária de Saúde dos municípios de Viamão (1998-2002) e Porto Alegre (2003-2004), é preceptora da Residência Multiprofissional em Saúde Mental Coletiva da Faced-UFRGS e diretora do Departamento de Ações em Saúde (DAS-SES/RS).

sociedade o conhecimento produzido a partir dela. Mario Testa (1997) escreveu sobre *a vida cotidiana e a produção de conhecimento nas ciências sociais* e afirmou que, além de sujeitos epistêmicos (pesquisadores), de sujeitos públicos (que publicizam suas investigações), são necessários sujeitos militantes sociopolíticos para que a sociedade efetivamente se beneficie do conhecimento gerado.

Em 1970, José Bleger, numa Jornada de Psiquiatria Dinâmica, no Rio Grande do Sul, referiu quatro revoluções na psiquiatria: a realizada por Pinel, a introduzida pelas terapias biológicas e farmacológicas, a produzida pela psicoterapia e a quarta pela preocupação por uma mudança na administração de recursos (Bleger, 1980). Ao discorrer sobre a quarta revolução, afirmou que conhecemos menos do que deveríamos, sabemos menos do que é conhecido, e que sabemos e conhecemos muito mais do que aplicamos ou utilizamos. Continuou fazendo um convite/provocação para que administremos de modo diferente nossos recursos, e assim, quem sabe, eles *mudem, aumentem ou se tornem mais eficazes*. Pois bem, Salvador Celia foi mestre em encurtar distâncias entre o sabido-conhecido e o aplicado-utilizado.

Registro outra expressão que caracteriza Salvador Celia: um homem de muito *fazejamento*. Palavra criada por David Capistrano Filho em contraposição ao planejamento postergativo de ações junto à sociedade e para afirmar a necessidade de práticas efetivas produtoras de vida nos diversos territórios. David, uma das principais lideranças da saúde coletiva no Brasil, foi Secretário de Saúde dos municípios de Bauru e Santos, onde foi Prefeito e dirigiu, em 1989, a intervenção na Casa Anchieta – hospital psiquiátrico –, marco da reforma psiquiátrica brasileira.

Recorrendo a Foucault, Salvador Celia equacionou como poucos poder-saber-fazer para produzir valor no devir criança e adolescente em nossa sociedade.

Múltiplas invenções foram protagonizadas por Salvador Celia em coletivos de trabalho que integrou e/ou constituiu. Invenções que fizeram diferença, que produziram efeitos nos territórios, nas políticas públicas e nos sujeitos implicados. Ressalto três:
    1. A introdução da estimulação precoce, da observação de bebês e dos grupos de gestantes, mães e bebês como tec-

nologias de cuidado nas práticas das unidades de saúde do sistema público de saúde do Rio Grande do Sul, utilizando referencial biopsicossocial. Práticas que tive o prazer de acompanhar e apoiar desde a Coordenadoria da Região Metropolitana de Saúde da Secretaria Estadual de Saúde do Rio Grande do Sul (1ª CRS-SES/RS). Tecnologias que, em 2012, integram as políticas de atenção integral à criança, à mulher, em especial por meio da política pública da Primeira Infância Melhor (PIM).
2. O desenvolvimento de projetos no município de Canela, como o Teatro nas Escolas e a Semana do Bebê, os quais foram incorporados pela cidade e internacionalizados cada um a seu modo. Em 2012, o município é referência para o Teatro de Bonecos e promove a 23ª Edição do Festival Internacional de Bonecos. A Semana do Bebê de Canela foi a pioneira e está em sua 13ª edição. Semanas do Bebê ocorrem em cidades do Brasil e de outros países. O Rio Grande do Sul, por meio da SES-RS, também realiza a Semana do Bebê anualmente durante o mês de novembro. A marca das atividades desenvolvidas em Canela é a participação social, a inclusão dos munícipes e das instituições da cidade, o que gerou uma mudança de cultura no município.
3. A criação do Centro Vida em Porto Alegre, no prédio de uma fábrica de cerâmica fechada. O projeto foi disputado com outras propostas no final da década de 1980. Com a liderança de Salvador Celia e o apoio do Conselho Comunitário da Região, a construção de um grande complexo de lazer, educação, saúde, esporte e cultura para as crianças e adolescentes foi o projeto vencedor junto ao Governo Estadual. Foi uma das grandes alegrias de Salvador a condução do processo de construção e a direção do Centro Vida. Também foi um grande dissabor as descontinuidades sofridas pelo projeto e seu afastamento da direção do Centro na ocasião de mudança de governo. Vale registrar que o Centro Vida, em 2012, ainda é um grande complexo social, sanitário e cultural para a população da região.

Salvador Celia tinha um modo de indagar a vida e os humanos gerador de positividades: quando pesquisavam sobre riscos, ele indagava sobre fatores de proteção; quando investigavam sobre fracasso escolar, ele perguntava sobre o que levava ao sucesso escolar; quando estudavam determinantes de psicopatologias, ele andava atento às crianças que não adoeciam mesmo vivendo em ambientes muito hostis. Seu modo de ser produzia saúdes, como se referia Nietzsche, e convidava a aprender sensibilidades.

Por fim, um depoimento de gratidão: Salvador Celia foi um dos psiquiatras que aceitou participar da equipe da Política de Saúde Mental da Secretaria Estadual de Saúde do Rio Grande do Sul (PAisMental-SES/RS) em 1987, quando fui a primeira mulher e psicóloga a assumir a direção dessa política (Fagundes, 2006). Sua decisão de integrar a equipe foi mais uma atitude eticopolítica coerente com a concepção de trabalho multidisciplinar e democrático.

Em 2011, ao retornar à SES/RS, agora como diretora do Departamento de Ações em Saúde (DAS), tive a alegria de criar o Prêmio Salvador Celia, para experiências de trabalhos com bebês, crianças, mães e famílias desenvolvidas em territórios por visitadores do PIM e/ou agentes comunitários de saúde. Foram 355 trabalhos inscritos, dos quais 14 foram premiados, abrangendo as macrorregiões de saúde do Estado: metropolitana, sul, centro-oeste, vales, serra, missões e norte. Os prêmios foram entregues na Semana do Bebê, e foi a primeira de uma série de premiações em sua homenagem.

Obrigada, Salvador Celia, pela tua capacidade de criar e sustentar gerações.

REFERÊNCIAS

BLEGER, J. *Temas de psicologia*: entrevista e grupos. São Paulo: Martins Fontes, 1980.
FAGUNDES, S. *Águas da pedagogia da implicação*: intercessões da educação para as políticas de saúde. 2006. 248 f. Dissertação (Mestrado em Educação) - Faculdade de Educação, Programa de Pós-graduação em Educação, Universidade Federal do Rio Grande do Sul, Porto Alegre, 2006.
TESTA, M. *Saber en salud*. Buenos Aires: Lugar Editorial, 1997.

França 24

Salvador, uma ponte de sopro e de chama

Alberto Konicheckis

Como dizer adeus àquele que não partiu? Como falar de alguém que desapareceu enquanto está sempre presente? Como falar de Salvador morto se ele ainda está vivo no dia a dia?

Salvador para mim é uma ponte. Eu o ouvi pela primeira vez em Aix-en-Provence. Ele falava de sua prática junto a mães adolescentes e seus filhos. Tinha, em relação a elas, um tom profundamente compreensivo e paternal. Dava a impressão de falar de suas crianças a acalentar e cuidar. Ele era inteiramente engajado com essas pessoas para as quais o destino não tinha sido muito favorável, fazendo uma ponte entre elas e uma existência melhor.

Nós nos ligamos pelo afeto e pela amizade. Começamos a vislumbrar projetos conjuntos entre a França e a América Latina. Na elaboração desses projetos, compreendi que o que ele havia expressado na relação com seus pacientes fazia parte indissociável de sua pessoa. Ele se mostrava inteiramente preocupado, inventivo, encorajador e particularmente resiliente para superar as limitações tecnocráticas.

Graças a sua inspiração, criamos, em colaboração com os colegas uruguaios, um curso universitário "Clínica da perinatalidade,

---

Alberto Konicheckis é psicólogo clínico e psicanalista. Professor universitário de Psicologia. Membro do Laboratório "Psychologie Clinique, Psychopathologie, Psychanalyse".

problemas dos laços precoces". No decorrer desse ensinamento, tive a chance surpreendente de repartir com ele experiências próximas e intensas. Eu o ouvi muitas vezes falar de uma forma vibrante e divertida de sua prática. Ele era disponível e devotado a todos os participantes do curso. Em seu contato, nunca faltou um humor franco e alegre. Como as vagas que traz o mar, ouvia-se ressoar o eco de suas gargalhadas.

Percorri com ele as ruas de Porto Alegre, onde pessoas de todos os lugares, do vendedor de rua a deputados e candidatos à prefeitura, o reconheciam, corriam para abraçá-lo e para lhe desejar um bom dia. Ele tinha uma palavra interessada, pessoal, alegre e amigável para trocar com cada um. Essas pessoas davam a impressão de que Salvador lhes havia transmitido alguma coisa de essencial para a vida e insistiam em agradecê-lo.

Uma das coisas essenciais que aprendi com ele era como ir ao encontro das pessoas e, principalmente, daqueles que tinham a maior necessidade de nossos cuidados: as famílias nas favelas, que ensinavam os segredos da vida aos jovens estudantes de Medicina, as crianças do lar que ele coordenava e que sempre queriam saber se eu era "Inter ou Grêmio?", as profissionais das escolas de Canela que, graças à Semana do Bebê, se formavam e aprendiam como acolher melhor as crianças. Quando, em Aix, nós criamos uma rede de sustentação à parentalidade, o exemplo de engajamento comunitário e o encontro com as pessoas que nos havia transmitido Salvador, como um sopro de vida, nos animava e nos apoiava de forma permanente. As pessoas do Brasil, país materialmente desprovido, davam aulas de solidariedade e de riqueza humana aos profissionais de grandes potências industrializadas.

Salvador vive em mim como um sopro de vida, de entusiasmo e de humor, de conhecimento e de afeto. Como, então, evocar sua ausência? Como imaginar percorrer sem ele e, como pontes, ligar os rios das pessoas e da existência? Como falar de sua ausência se a flama que ele nos legou ainda brilha?

25

Mensagem

Antoine Guedeney

Eu tenho dificuldade de lembrar quando encontrei Salvador Celia pela primeira vez. Tenho a impressão de tê-lo conhecido desde sempre. Deve ter sido no Congresso da World Association of Infant Mental Health (WAIMH), antes de Montreal, sem dúvida com Isabel. Eu guardarei para sempre a lembrança de sua voz forte e calorosa, que ainda espero ouvir me chamar nos corredores de um congresso, antes de receber um abraço vigoroso. Eu me lembro bem, no entanto, quando me tornei seu amigo, do que tenho orgulho. Era a minha primeira viagem a Porto Alegre, na ocasião das visitas organizadas em conjunto com o Brasil e a embaixada da França, pelo sistema ÉGIDE, graças ao qual pedopsiquiatras como Bernard Golse, Marie Rose Moro e eu mesmo tivemos o privilégio de percorrer o País para conferências e cursos.

Porque é em Porto Alegre que encontramos Salvador em casa. É lá que medimos seu temperamento e sua força. Era um homem elegante, caloroso, amável e engraçado, enfim, *a man for all seasons*.* Fiquei muito impressionado pela afeição que suscitava em seus alunos, nos membros das suas equipes e também em sua família. A teoria da ligação e a noção de resiliência eram contribuições recentes essenciais para ele, pois ele estava constantemente pensando sobre o que poderia ajudar a promover a saúde mental das crianças e dos pais.

Antoine Guedeney é presidente da World Association of Infant Mental Health (WAIMH).

Fiquei muito impressionado pelo sistema de ensino que ele conseguiu colocar em prática na Universidade Luterana do Brasil (Ulbra) com os estudantes de Medicina: desde o primeiro dia, os voluntários são convidados a ir até as favelas observar um bebê durante seu primeiro ano de vida. Tive a chance de ver esse programa em ação, e é uma ideia que é preciso verdadeiramente disseminar e colocar em prática nas faculdades de Psicologia, nas escolas de Assistência Social e de Medicina. É uma ideia simples e revolucionária: para fazer a medicina, não importa a especialidade, é necessário começar pelo começo, o desenvolvimento precoce e a relação. O estudante que não sabe nada da medicina e pouca coisa da vida observa e aprende o essencial sem se dar conta: a medicina é um trabalho de relação, e o desenvolvimento precoce, por sua vez, é poderoso, complexo e também frágil. Um bebê tinha morrido subitamente um pouco antes, e a primeira pessoa que a jovem mãe havia avisado, fora seus conhecidos, era o estudante que vinha vê-la. Salvador estava alterado, mas feliz de ver a eficácia do que ele havia criado tão dificilmente. E satisfeito de ver que os estudantes que haviam seguido o programa eram os que tinham conhecido as urgências e solicitações de suas capacidades relacionais.

Lastimo muito o fato de não ter visto Salvador durante a Semana do Bebê, que é seu emblema. Que maravilhosa ideia e que sucesso em matéria de promoção da saúde mental! Para colocar em evidência que precisava verdadeiramente uma cidade para cuidar de uma criança, ele escolheu Canela para colocar em prática um programa de educação para a saúde, a vacinação, a diminuição da desnutrição e da gravidez na adolescência, mobilizando os recursos da comunidade. Apaixonado pela teoria da relação, Salvador muito cedo observou o quanto esta é necessária neste cenário de crise e desestruturação em que se encontram os abrigos de segurança para as jovens crianças e suas famílias, particularmente levando-se em conta o fato de a monoparentalidade ser alta no Brasil. Ele se dedicou a desenvolver os laços de acolhimento para as jovens mães, como o projeto Vida ou a creche São José. Para Salvador, que foi efetivamente o salvador de muitos e o criador de uma ideia de psiquiatria social, investir nos bebês era a última utopia em busca de uma sociedade mais solidária e menos violenta. Ele nos faz falta, mas seu desaparecimento vai ser a ocasião de mostrar sua ação, de medir sua importância e, esperamos, de perenizá-la.

Portugal **26**

Olá, amigo!

Augusto Carreira

Estávamos em 2009. Olhão, Algarve, Portugal. Era o mês de maio, tempo de crescimento e de flores em Portugal. Era o mês da primeira Semana do Bebê em Olhão. Esperávamos ansiosamente a chegada do nosso querido amigo e padrinho dessa semana, Salvador Celia; mas o telefonema chegou quase de madrugada. O Salvador tinha adoecido, já não vinha.

Difícil descrever a profunda tristeza e desilusão que se apoderou de todos nós. Parecia que de repente deixara de fazer sentido aquele trabalho. De alguma maneira, sentíamo-nos todos um pouco órfãos. Mas rapidamente esse sentimento deu lugar a uma ideia muito forte: mais do que nunca é importante continuar a nossa tarefa, cumprir esse nosso sonho, que é também uma outra forma de ter o Salvador conosco. E a semana fez-se, também em homenagem ao nosso amigo ausente. E que bem correu. E como esteve sempre tão presente o Salvador! E fez-se a segunda e a terceira, estando já anunciada a quarta. Que bela semente lançaste

Augusto Carreira é psiquiatria da infância e adolescência. Fundador da *Revista Portuguesa de Pedopsiquiatria*, fundou e preside a Associação de Apoio à Clínica do Parque – ARTERAPIAS. É presidente da Associação Portuguesa de Psiquiatria da Infância e Adolescência (APPIA) e membro do Conselho de Administração da Associação Europeia de Psicopatologia da Criança e do Adolescente (AEPEA).

por estas terras de Portugal! Começou por ser na Covilhã, interior de Portugal, lá onde parecia ser tão difícil germinar essa semente. Mas afinal havia uma terra fecunda, regada com muito amor. Parabéns a Paula e sua equipe, que tão bem trataram a semente que receberam. Depois foi Olhão que teima em cultivar cada vez mais e melhor essa sementeira.

> [...] e sempre que um homem sonha, o Mundo pula e avança, como bola colorida entre as mãos de uma criança (António Gedeão, in *Pedra filosofal*).

São muitos os tratados teóricos que falam de prevenção em saúde mental. Nunca, como atualmente, se produziram tantos textos reafirmando a importância das ações comunitárias como forma de prevenir o aparecimento de perturbações psíquicas, sobretudo na primeira infância. Nas últimas duas décadas, o bebê surgiu como centro das atenções dos psis, e todos os dias nos chegam um pouco de todo lado novos contributos para aprofundar o conhecimento sobre esse mundo fascinante dos bebês.

Nunca tive oportunidade de ler qualquer trabalho do Salvador Celia publicado em tratado ou em livro. Aliás, nem sei se era seu hábito escrever para publicar. No entanto, tenho certeza de que o seu legado científico, o seu contributo para a prevenção em saúde mental, ultrapassa muito a importância das obras escritas nos livros ou nos tratados! Porque Salvador é "lido" por milhares de pessoas, mesmo analfabetas, que não conhecem uma letra. Eu sou testemunha dessa "leitura", quando vejo as pessoas viverem entusiasmadas a Semana do Bebê, desfilarem com seus filhos ao colo ou nos carrinhos, assistirem às conferências sobre bebês, visitarem os pavilhões temáticos da feira em Olhão, conversarem com os técnicos sobre os seus filhos, interrogarem-se como pais e educadores... eles afinal estão a ler a tua obra, Amigo, estão a consultar os tratados que escreveste!

Como o mundo afinal "pulou e avançou" com esse teu sonho. E que belo sonho tiveste, Amigo!

A primeira vez que te ouvi falar, em Lisboa, encerraste a tua intervenção com a música do Chico: "Sei que estás em festa pá, fico contente [...]".

Pois pá, digo-te que vamos continuar em festa. As Semanas do Bebê continuarão a ser uma festa. E tenho a certeza de que tu vais participar.

Saravá, meu irmão.

Lisboa, 7 de setembro de 2011.

Suíça 27

Mensagem

Sandra Rusconi Serpa

Conheci Salvador em Genebra, em 1995. O atual Service de Psychiatrie de l'Enfant et de l'Adolescent, em Genebra, no qual ainda hoje trabalho, era então dirigido pelo professor Bertrand Cramer.

Salvador convidava o seu amigo Bertrand Cramer várias vezes para ir ao Brasil, ao Instituto Léo Kanner. Bertrand Cramer voltava sempre entusiasmado com a qualidade do trabalho que lá encontrava e com os projetos do Salvador e sua equipe (Projeto Vida, Lar São José). Voltava ainda repleto de certa alegria e euforia regenerativa e altamente contagiosa que tão bem era transmitida pelo Salvador, que tinha um sentido tão apurado para o trabalho sério como para a festa e o convívio!

Bertrand Cramer, psiquiatra e psicanalista, colaborou durante muito tempo com T.B. Brazelton nos Estados Unidos. Estava convencido, tal como Salvador, do papel determinante dos pediatras no tratamento das relações precoces pais-bebê. Considerava genial a ideia de Salvador e seu grupo de criar um programa de formação em saúde mental para os pediatras. Dado o domínio relativo que

Sandra Rusconi Serpa é psicóloga e psicoterapeuta. Dirige a Unidade de Pesquisa do Departamento de Psiquiatria da Infância e da Adolescência dos Hospitais Universitários de Genebra e é professora na Faculdade de Psicologia e Ciências da Educação da Universidade de Genebra.

tenho sobre a língua portuguesa e a minha formação em investigação clínica, Cramer propôs-me construir com Salvador e sua equipe um estudo com vista à avaliação dos efeitos de uma tal formação sobre a prática pediátrica. Uma fundação suíça, Children Action, cedeu fundos para apoiar esse projeto. Foi assim que Salvador obteve, durante vários anos, o apoio financeiro dessa fundação para diversos projetos nos quais tive a sorte de estar envolvida. O estudo incidiu sobre um número muito restrito de pediatras, mas pôde-se claramente concluir que a formação em saúde mental modificou de forma significativa vários aspectos da prática pediátrica desses profissionais. Tal refletiu-se em particular no que diz respeito às suas competências interpessoais, nomeadamente pelo aumento da empatia e da capacidade de estabelecer relações, e numa melhor avaliação da qualidade da relação pais-bebê.

Nessa primeira estada em Porto Alegre, o Salvador, incansável, dispondo de todo o seu tempo humana e generosamente, mostrou-me e explicou-me o seu trabalho. Para mim, que vinha da Suíça, um país muito organizado, estruturado, planificado, onde a liberdade individual prevalece sobre tudo, no não raro estado de espírito do "cada um por si", comecei a perceber o que significavam verdadeiramente conceitos até então abstratos como solidariedade, recursos da comunidade, cidadania. Em situações extremas, em que pode parecer não haver esperança, como a das tão jovens mães adolescentes de 13-14 anos do Lar São José, ou a das creches com crianças subnutridas nas favelas, descobri o poder das relações, da atenção concedida ao outro como resposta às necessidades primeiras do ser humano, que são as de estar em relação, de receber atenção, de ser ouvido e compreendido.

Essa primeira viagem, em 1996, marcou o início de uma longa história de amizade e partilha. Salvador, que tinha um grande sentido da lealdade para com um amigo e da continuidade das relações, convidou-me várias vezes nos anos que se seguiram para fazer apresentações ou dar cursos sobre o tema da observação do bebê, da avaliação das interações pais-criança e da intervenção precoce conjunta pais-bebê, em especial a terapia de "Guidance Interactive", que visa promover os recursos dos parceiros da relação e do contexto familiar e social.

Um tema que falava diretamente ao coração do Salvador! E, em cada uma das minhas viagens, era a certeza e a impaciência para ser acolhida pela calorosa amizade do Salvador, da Isabel, sua esposa, a minha querida, doce e tão engraçada Isabel, e do grupo inseparável que nós formamos. Norma, Carmen, Laís e os outros. Tenho recordações incríveis de certos fins de semana em Canela em que toda a gente se reunia na casa do Salvador para um churrasco! Gosto de rir e muitas vezes faço rir, mas penso que terá sido no Brasil e com o Salvador e a Isabel que ri mais! E regressava sempre enriquecida e entusiasmada de Porto Alegre. Com novas ideias e referências que me acompanham na minha prática clínica ainda hoje. O Salvador faz parte do grupo de pessoas, raras, que escutam os outros com uma atenção e uma empatia tais que as faz compreender de repente que têm dentro de si coisas belas que se podem partilhar e que podem ser úteis para a comunidade.

As ideias visionárias do Salvador estavam relacionadas com as intervenções junto a crianças e famílias, a formação de estudantes e de profissionais. Mas ele tinha percebido também que a promoção da saúde mental se joga num plano político. Mostrou-o com a notável Semana do Bebê, que se perpetua em Canela e é reproduzida desde há alguns anos noutros países, em especial em Portugal. Mostrou-o também noutras ocasiões, nomeadamente no Senado, em Brasília, onde interveio no sentido de mobilizar a abertura de várias novas creches. Sua ideia, muito simples, era informar os políticos de forma clara e direta sobre o que se sabe atualmente acerca dos fatores de promoção da saúde mental e dos fatores de proteção do desenvolvimento da criança e de sua família. Uma vez informados os políticos, ficaram livres para tomar a sua decisão, agora com pleno conhecimento de causa. E o pedido do Salvador procedeu. Novas creches puderam ver a luz do dia.

Sinto uma enorme falta do Salvador, e o seu desaparecimento ainda hoje me transtorna. Mas nunca conseguirei expressar todo o privilégio que sinto por ter podido viver essa amizade e partilhar tantos momentos tão preciosos, tanto a nível profissional como pessoal. Nem toda a gratidão que sinto pelos meus amigos do Brasil por tudo o que me ensinaram e tão generosamente deram.

Uruguai 28

História de encontros

Julia Ojeda de Prego

Os encontros da Clínica Leo Kanner e do Instituto IPSI, da Clínica Prego de Montevidéu, foram, por muitos anos, uma oportunidade para aprendizagem e, ao mesmo tempo, para reencontro de colegas tão queridos. Eram eventos muito esperados e, em muitos casos, foram a porta de entrada para que os colegas jovens fizéssem suas primeiras apresentações de trabalhos fora do país, intercâmbio este que os enriquecia e os estimulava a seguir adiante.

O preparo dos trabalhos para levar ao encontro, o qual alternadamente se realizava em um país ou outro, ou a organização por parte de quem iria receber em seu país eram tarefas que, com responsabilidade e entusiasmo, comprometiam igualmente estudantes e docentes.

Tanto o professor Luis Prego Silva quanto o professor Salvador Celia eram as referências emblemáticas de cada grupo, e a sua presença junto a suas equipes de docentes, numa viagem compartilhada, permitia a aproximação em uma vivência que continuava a produzir

---

Julia Ojeda de Prego é psicóloga e psicanalista. Professora no Instituto de Psicoterapia da Clínica Prego e professora adjunta no Instituto de Formación de Psicoanalistas da Asociación Psicoanalítica del Uruguay. Membro associado da Federación Latinoamericana de Psicoanalisis (FEPAL), da Asociación de Psiquiatría y Psicopatología de la Infancia y la Adolescencia (APPIA). Eleita presidente da Comissão Diretiva da APPIA (2012-2014).

conhecimentos. Ouviam-se experiências e anedotas que enriqueciam e faziam com que ficasse reverberando a lembrança com vivo afeto. Ambos tinham a clara consciência de que era somente em uma abordagem multidisciplinar que se poderia obter uma melhor compreensão das necessidades da criança e de sua família, motivo pelo qual pensavam que era necessário trabalhar com a participação de psicólogos, pediatras, professores, psiquiatras infantis, psicomotricistas, fonoaudiólogos, assistentes sociais. Dizia Salvador que era necessário trabalhar com as competências familiares "criando condições de mais dignidade, procurando melhorar a situação dos pais e das famílias". "Um profissional da saúde é um profissional da educação e vice-versa..." "As escolas deveriam se preocupar menos com o conteúdo e ter mais interesse pela criatividade, dispondo de mais espaços lúdicos"; "...lugar de elaboração de conflitos pessoais; ...a escola protetora da exclusão social".

Salvador Celia, excelente comunicador e docente, com palavras simples dava conta de conceitos complexos. Recordo de uma exposição sua em que uma simples bolinha de borracha que comprou para a ocasião lhe permitiu exemplificar perante o auditório, de maneira inesquecível, o conceito de resiliência.

A paixão com que falava de tudo o que ainda havia por fazer pelas crianças e suas famílias contagiava os colegas e a todos que o escutavam.

Os colegas uruguaios elogiavam o trabalho docente que era realizado com os estudantes de Medicina ao ingressarem na carreira e com os estudantes de Pediatria; o bebê era o centro de sua aprendizagem, sensibilizando o profissional e convencendo-o de que é ali que reside a saúde mental do futuro. Foi então que merecidamente a Sociedade de Pediatria de Rio Grande outorgou a Salvador Celia um lugar de reconhecimento por sua contribuição à disciplina.

A tarefa começa desde o bebê, de modo que a Semana do Bebê de Canela foi outro motivo de interesse e de convocação para que o grupo viajasse.

Nesse mês, o Parlamento do Uruguai deu ouvidos às nossas vozes e aprovou uma lei que estabelece a celebração do Dia do

Bebê uruguaio, na primeira sexta-feira de outubro de cada ano, dando continuidade a uma iniciativa que já foi tomada por diversas regiões do Brasil.

O Projeto Vida, em Porto Alegre, causava admiração aos colegas uruguaios, pois, por meio de música, teatro, dança, capoeira, se manifestavam expressões dos diferentes trabalhos oportunos para a formação de um cidadão digno e bem inserido em sua comunidade.

O professor Prego Silva e o professor Celia foram pioneiros e mestres que, com sua atitude de permanente estudo e procedimento ético, perduraram como modelos.

Recentemente, de maneira inesperada, e para minha surpresa e alegria, se misturou com outros materiais que peguei em minha biblioteca um dos trabalhos que havia sido apresentado no III Encontro, com data de abril de 1982. Não há dúvida de que é a magia... sobre a qual Salvador tanto sabia.

São muitas as fotografias, as anedotas dos verões em Punta Ballena em fevereiro, quando também se falava sobre os projetos para aquele ano, e numerosos foram os episódios de atividades científicas compartilhadas. Porém, o mais intenso será a imagem que Vida conserva daquele jovem Salvador que acabara de finalizar sua formação na América do Norte e despertara vivamente o interesse de Prego Silva, que percebeu sua riqueza profissional e humana. Desde esse momento, e para o resto de suas vidas, a existência de um influiria no outro e se ampliaria para suas famílias – um laço que, com Isabel e Vida, junto a seus filhos e netos, permaneceria fortemente unido.

Montevidéu, 2011.

29

Salvador Celia: o amigo inquebrantável da América Latina

Miguel A. Cherro Aguerre

Quando se sente a necessidade de escrever estas linhas pela morte de um amigo, enfrenta-se uma tarefa muito dolorosa.

Para mim é difícil a representação de Salvador morto, porque tenho sua imagem ligada à vitalidade, à energia, à vontade de fazer, e não aceitarei outra maneira de recordá-lo, vê-lo e escutá-lo do que com seus braços e seu sorriso abertos ou sua atitude de escuta atenta, respeitosa e reflexiva ou sua modéstia assertiva quando se tratava de defender sua opinião.

Na América Latina, em matéria de saúde mental, ele sempre foi o Grande Pioneiro.

Quando a maior parte de nós se preocupava somente com a enfermidade, ele se interessava, além disso, pela saúde e procurava promovê-la.

Miguel A. Cherro Aguerre é professor titular de Psiquiatra da Infância e Adolescência na Faculdade de Medicina, Hospital Pereira Rossell, e professor na pós-graduação em Psicologia da Infância e Adolescência da Universidad Católica, Uruguai. Sócio-fundador e ex-presidente da Asociación Uruguaya de Psicoterapia Psicoanalítica (AUDEPP), presidiu a Sociedad Uruguaya de Psiquiatría de la Infancia y la Adolescencia (SUPIA) e integrou o Comitê Executivo da International Association for Child and Adolescent Psychiatry and Allied Professions (IACAPAP). Foi vice-presidente regional da World Association for Infant Mental Health (WAIMH) e da Federación Latinoamericana de Psiquiatría y Psicopatología de Niños y Adolescentes (FLAPIA).

Quando nosso repertório terapêutico contava quase exclusivamente com a psicoterapia, ele explorava outros recursos e nos demonstrava o quanto sua aplicação era efetiva.

Quando o curso de Medicina começava pelo estudo de cadáveres, ele sustentava que se devia começar por um parto, e assim o fez quando chegou o seu momento de lecionar na Faculdade, e promoveu persistentemente a relação mãe-bebê.

Não pretendo em absoluto enumerar os seus muitos méritos, estas linhas procuram apenas a evocação emocionada da sua pessoa, relembrando-a em ação desde os cenários indeléveis de uma memória agradecida, e ali o vejo: Diretor durante muitos anos da famosa Escolinha, onde eram atendidas crianças atípicas.

Trabalhador capacitado para encarar a diversidade de coisas, ao mesmo tempo que semeia com o seu fazer afetos positivos ao seu redor.

Homem possuidor de um grande carisma, toda sua pessoa irradia empatia.

Cidadão comprometido com os desfavorecidos, sensível às necessidades dos outros, humanista inveterado, torna-se lutador incansável pela justiça social.

Organizador nato, gera grupos multidisciplinares de trabalho.

Generoso docente, mostra um espírito predisposto à investigação.

Escuta atenta aos avanços científicos, inova em diversos terrenos.

Criador do paradigmático Projeto Vida em uma velha fábrica de cerâmicas, aceita resignado a incompreensão política que o desmantela.

Promotor de festivais de teatro em Canela, defende a inclusão da arte na educação e, ao fazê-lo, demonstra estar em consonância com as mais avançadas tendências atuais.

Conheci Salvador e Isabel, sua mulher, com quem formara um casal afetuoso, na década de 1970, na Clínica do professor Luis E. Prego Silva. Naquela época, fervilhante a cada ano, uma vez em Porto Alegre e outra em Montevidéu, as equipes de ambas as clínicas, a de Prego e a de Salvador, que se chamava Leor Kanner em homenagem a quem havia sido seu professor nos Estados Unidos, reuniam-se para discutir casos clínicos durante duas jornadas, sexta-feira à tarde e todo o dia de sábado.

Com Salvador presente, é impossível que não surja a diversão bem-humorada e sadia. Em um de nossos encontros, nos quais mais de uma vez se promovia um baile, ao ver como eu gostava de dançar e que estava vestido com um casaco branco e uma calça azul, foi buscar um chapéu branco, o colocou na minha cabeça e, apontando para mim, disse: "O Malandro", fazendo alusão à ópera de Chico Buarque. As risadas coroaram a situação. Durante muitos anos brincava ao me ver, tratando-me como "El malandro".

Desde que nos conhecemos, compartilhamos uma quantidade de encontros, jornadas e congressos tanto no Uruguai quanto no Brasil, onde nos reunimos uma infinidade de vezes, assim como em outras partes do mundo, nas quais sempre aproveitávamos, ao nos reencontrarmos, para intercambiar projetos, discutir planos e fazer-nos troças.

O primeiro congresso mundial em que estivemos juntos foi o International Association for Children and Adolescent and Allied Professions (IACAPAP) em Dublin, em 1982; logo vieram Paris, Lugano, Kyoto, Buenos Aires, Chicago, Punta del Este, São Francisco, Veneza, Módena, Tampere, Estocolmo, Aix-em-Provence, Montreal, Marburgo, Hamburgo e Berlim, em 2004.

Em Kyoto, 1990, propusemo-nos a reunir as três sociedades internacionais: IACAPAP, International Society of Adolescent Psychiatry (ISAP) e World Association of Infant Mental Health (WAIMH). Em 1991, em Buenos Aires, Juan Miguel Hoffmann, em consonância com a proposta, conseguiu reunir a WAIMH e a ISAP, e, em 1993, em Punta del Este, conseguimos cumprir o objetivo de reunir as três sociedades.

Lamentavelmente, esse espírito de unidade e coordenação não pôde ser conservado com o tempo como gostaríamos, mas continuamos pensando que poderia ser uma boa proposta a ser seguida.

Nós somos o que amamos, o que fazemos e o que deixamos, e entre essas heranças se encontram as anedotas que dão uma dimensão distinta da pessoa, mais intimista, mais cotidiana, mais coloquial.

Durante o congresso de Aix-en-Provence, numa tarde, decidimos com Natália convidar Salvador, que estava sem Isabel, para ir conhecer St. Remy, lugar em que sabíamos que vivia Caroline de Mônaco. Salvador brincou toda a viagem, dizendo que se Caroline soubesse que ele havia estado em St. Remy e não tinha ido visitá-la ficaria incomodada e não seria mais sua amiga. As diversas situações fabuladas e absurdas que Salvador foi criando a partir dessa invenção foram muito divertidas. Nessa tarde, o acaso de nossos passos errantes nos colocou, sem que nós houvéssemos proposto, diante da porta de Nostradamus justamente no dia em que o famoso vidente havia prognosticado o fim do mundo. Nessa mesma tarde, Natália o advertiu para que tivesse cuidado, que olhasse para o chão porque havia algo desagradável em que não deveria pisar e usou em espanhol uma palavra que Salvador achou muito engraçada porque não a conhecia. O som em espanhol dessa palavra é muito parecido com o da palavra "sorvete" em português. A partir daquele momento, cada vez que nos encontrávamos com ele, fosse onde fosse, nos perguntava de longe "como está o doutor...?" e dizia em perfeito espanhol a palavra que tanto o havia surpreendido.

Outra brincadeira habitual era que nos corredores de um congresso me perguntasse de longe se eu continuava tomando Viagra.

Em Estocolmo, ao voltar ao hotel logo após uma atividade científica, nos deleitou junto a Ioko e Kozuke Yamazaki imitando um guia turístico experiente que nos mostrara a cidade.

Em Veneza, numa reunião da IACAPAP, Ernesto Caffo nos levou de barca para jantar na mansão de um executivo da indústria. A antiga construção ficava sobre um canal, e se chegava até ela de lancha através de uma escada de pedra sem corrimão. Nesse lugar esplendoroso, rodeado de adornos, candelabros e cristais finíssimos, em pouco tempo vimos que Salvador cantava em dueto canções italianas com o dono da casa.

Salvador está dentro de nós e continuará assim cada vez que defendermos a justiça social, que nos preocuparmos com o melhor desenvolvimento dos bebês humanos, que lutarmos contra a discriminação, que desenvolvermos nosso sentido artístico, que formos capazes de dar um abraço amigo com carinho de irmão, que, como ele, vivermos a vida com intensidade descomunal e que nos brindemos por uma causa sem desânimo.

Sempre estará ali para abrir seus braços e receber-nos com sua enorme simpatia, dizendo-nos em correto espanhol, com prosódia portuguesa: "vamos irmão... juntos podemos".

Montevidéu, julho de 2009.

30

Instruções para não esquecer a voz de Salvador

Victor Guerra

Nos dias de hoje, quando parece imperar a necessidade de manuais de instruções que nos ensinem a funcionar como seres humanos, muitas vezes nos deparamos com uma série de indicações "precisas" de como ser bons pais, de como fazer os bebês dormirem, etc. A necessidade de orientação e de conhecimento do ser humano é universal. O estar exposto à orfandade do não saber sacode nossas certezas e gera toda uma série de emoções negativas que põem em xeque nossa autoestima.

Por que falar disso no momento em que nos reunimos na apresentação de um livro tão importante que nos permite evocar e recordar a pessoa de Salvador? Porque Salvador sabia de tudo isso e dedicou parte de sua vida a ajudar os pais e os bebês a não terem medo de sua ignorância; ajudou-os a descobrir seu próprio manual, seus próprios conhecimentos, suas próprias potencialidades, sendo sua experiência emocional o instrumento fundamental.

Salvador apelava sempre a sua empatia, ao seu próprio compromisso afetivo para estabelecer uma ponte entre os técnicos e os pais, entre os pais e o bebê, entre o bebê e o mundo. A Semana do Bebê é uma prova disso.

Para isso, ele sabia que tinha que falar uma linguagem muito particular, a linguagem que implicava o corpo, que implicava os afetos, a surpresa, a espontaneidade: a infância da língua. Mas de que infância e de que língua falamos? Da mesma que fala o poeta Manoel de Barros:

> As palavras eram livres de gramáticas e podiam ficar em qualquer posição. Por forma que o menino podia inaugurar. Podia dar às pedras costumes de flor. Podia dar ao canto formato de sol. E, se quisesse caber em uma abelha, era só abrir a palavra abelha e entrar dentro dela. Como se fosse a infância da língua.

E se agora seguíssemos a ideia de Manoel e, em vez de a palavra "abelha", pegássemos a palavra Salvador? Ao abri-la, descobriríamos que outras palavras estavam escondidas dentro de seu nome. Encontraríamos:

S de solidariedade. Porque Salvador fez da solidariedade uma religião.

A de amor. Por acaso aqueles que estávamos perto dele não sentíamos o amor com que levava adiante sua tarefa?

L de liberdade. Liberdade de pensamento em seu trabalho, que lhe permitia apelar tanto aos conhecimentos científicos como à experiência cotidiana da vida.

V de visão. Porque foi um dos visionários da psiquiatria comunitária, sendo, por isso, admirado e considerado um mestre na Europa e nos Estados Unidos.

A de arte. Por sua sensibilidade cada vez maior à relação entre a ciência e a arte, sua paixão pelo cinema, pela música, pelo teatro, pela dança, como forma de entender a complexa relação de uma mãe com o seu bebê.

D de dedicação. Salvador dedicou sua vida à tarefa de melhorar as condições de vida e de relação dos bebês com seus pais.

O de origem. Ele era apaixonado pela origem, pelo início da vida afetiva dos bebês e também por dar origem a outros. Salvador era como uma fonte que convidava os outros a submergir no conhecimento da origem, do início do desenvolvimento de um bebê.

R de resiliência. Foi um dos conceitos que mais o apaixonaram, o de descobrir essa tenaz aderência à vida que têm certos sujeitos que lhes permite sobreviver aos golpes sem perder a esperança.

Uma vez descoberto tudo o que guardava a palavra "Salvador", recomendamos a você que abra este livro, que o leia, que se deixe levar pelos testemunhos, pela alegria, pelo compromisso, pela emoção barulhenta de uma cidade (qualquer uma, a sua, a minha) que começa a vibrar, sentindo-se renascer porque pode acolher de uma maneira diferente um bebê e sua família.

Depois você seguramente estará comovido. Então faça o que Cristina Albuquerque, do Fundo das Nações Unidas para a Infância (Unicef) no Brasil, me sugeriu que fizesse para escrever este texto: "Inspire-se e deixe o seu coração falar bem alto, como ele quiser".

Fique em silêncio uns instantes; talvez perceba como, em um suave rumor do vento, surgirão muitas vozes: as vozes das pessoas da Semana do Bebê, que, como um envelope sonoro, cobrirão a pele da sua alma. E se você prestar atenção especial, escutará, entre todas as vozes, a voz de Salvador, eterna, imutável, que, com a mesma força de sempre, lhe dirá que a ilusão tem sentido e que é possível, ainda, unir-se para construir um destino diferente.

Então, deixe que sua voz e a de Salvador se encontrem, deixe que se reconheçam, deixe que se abracem e deixe, por favor, que caminhem juntas pelas ruas da vida.

Assim, não esqueceremos nunca nem a voz nem o pensamento de Salvador Celia. Os bebês do Brasil e do mundo agradecerão.